DER GROSSE
GU RATGEBER

Prof. Dr. Cl
Dr. med. M
Marey Kurz

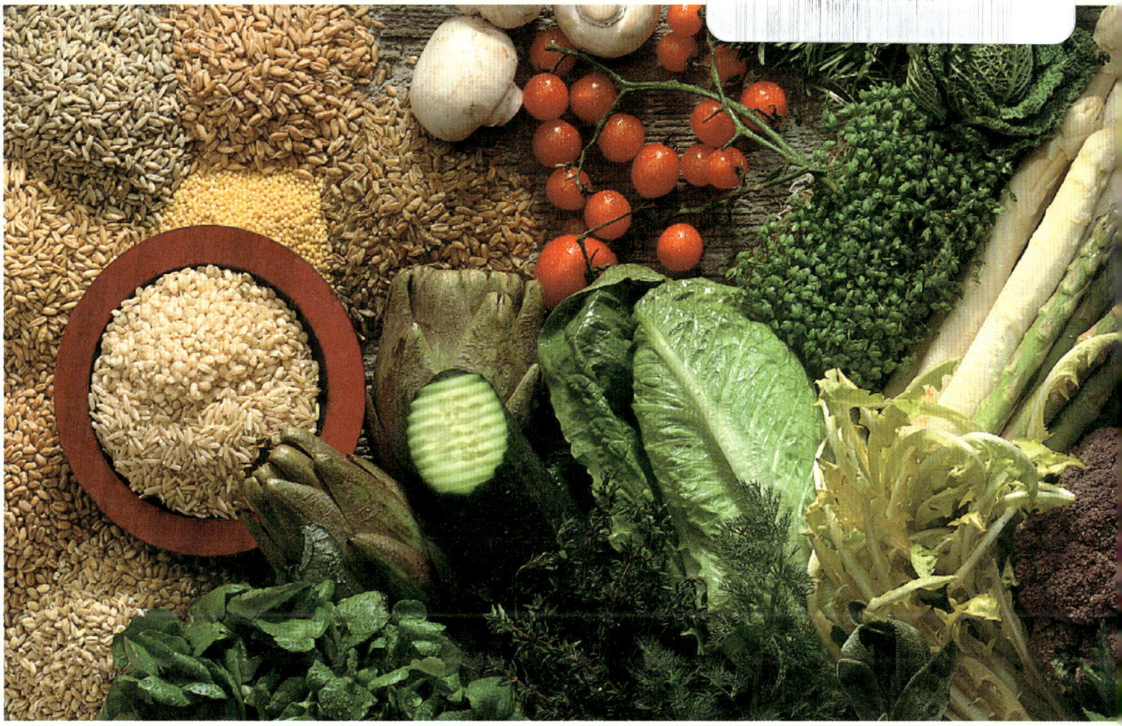

Ernährung bei Krebs

Leichte Schonkost während der Therapie, behutsamer Kostaufbau mit bekömmlichen Vollwertgerichten – auch mit Fleisch und Fisch. Mit Expertenrat aus der Praxis.

Empfohlen von der Deutschen Krebshilfe

GU GRÄFE UND UNZER

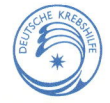

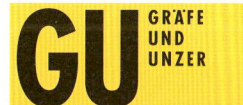

Inhalt

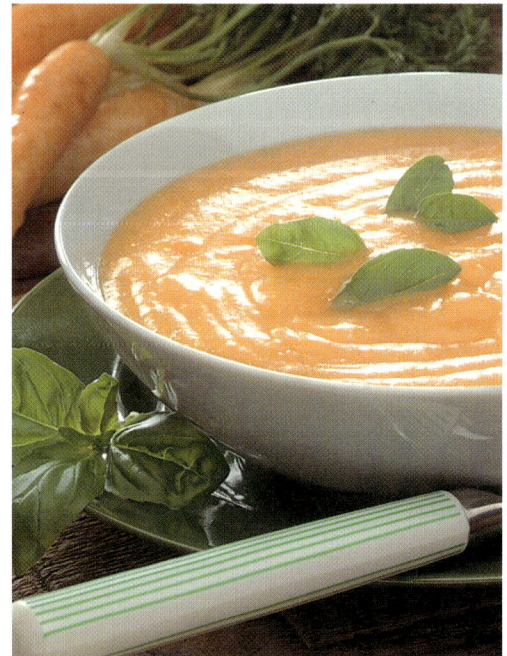

Inhalt

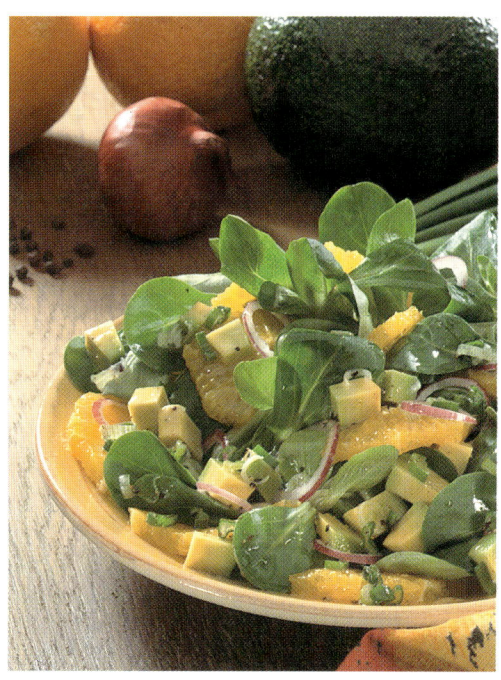

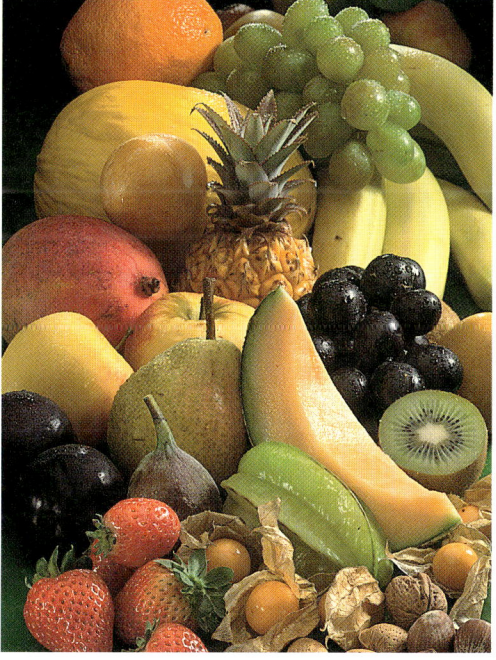

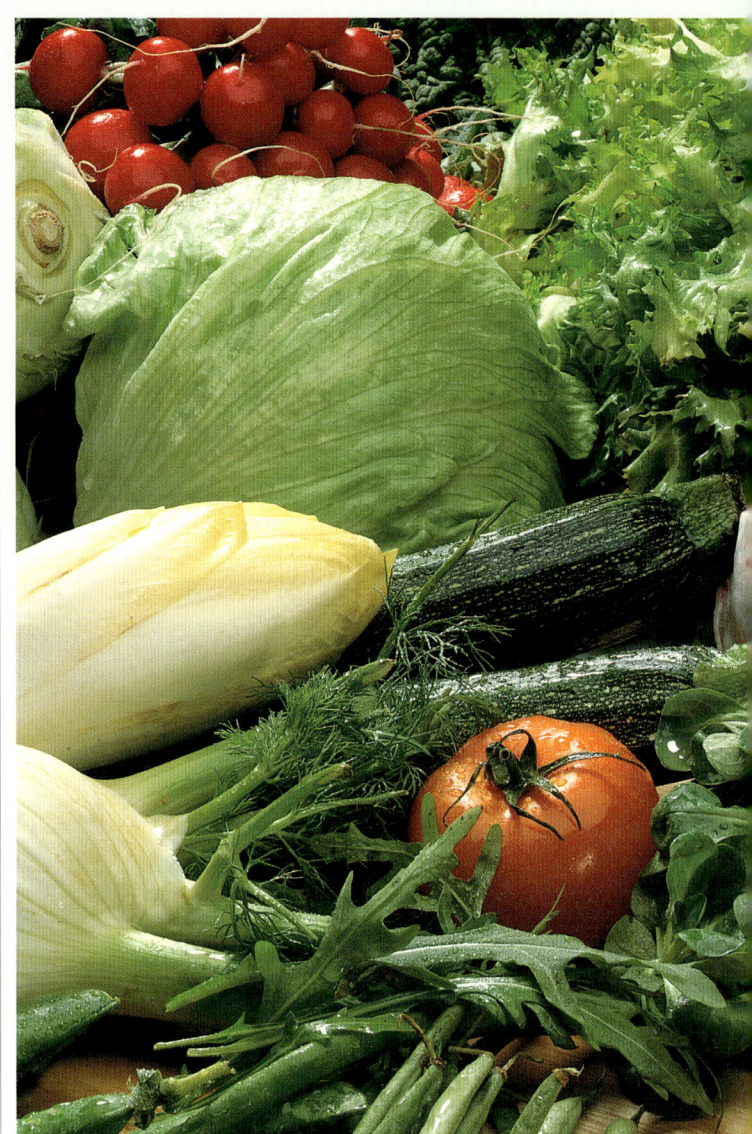

*A*ktiv gegen den Krebs
mit gesunder Ernährung.
Sachliche und wissenschaftlich fundierte Informationen für
Krebspatienten, damit sie sich
selbst helfen können, mit einer
für sie geeigneten Ernährung ihre
Gesundheit zu verbessern und
mehr Lebensqualität zu erreichen.

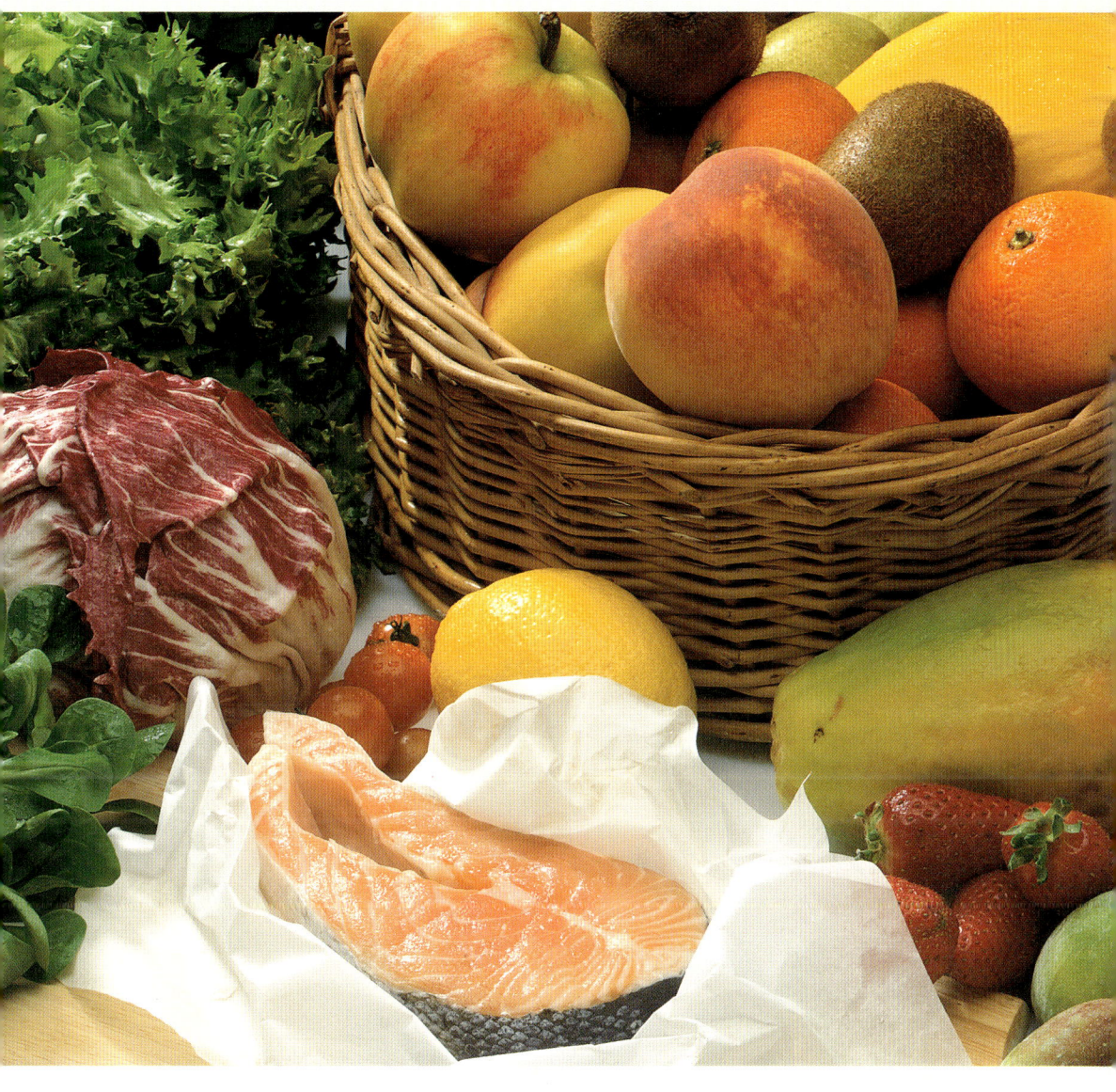

Einführung

Ernährung und Krebs

Der Zusammenhang zwischen Ernährungsgewohnheiten und bestimmten Krebserkrankungen ist in der Wissenschaft unbestritten und durch zahlreiche Untersuchungen bewiesen. So tritt beispielsweise in den europäischen Industrieländern, wo sich ein Großteil der Bevölkerung fettreich und ballaststoffarm ernährt, relativ gesehen häufiger Dickdarmkrebs auf als in Japan, wo traditionell viel Gemüse gegessen wird. Bei Japanern dagegen, die in die USA ausgewandert sind, gibt es, was das Risiko von Dickdarmkrebs betrifft, schon nach einer Generation keine Unterschiede mehr zur dortigen Bevölkerung.

Krebsprävention

Bei der Entstehung von Krebs spielen verschiedene Faktoren eine Rolle, die der einzelne nicht beeinflussen kann, wie beispielsweise die Umweltbelastung. Anders dagegen verhält es sich beim Essen, hier können wir selbst bestimmen, was wir essen wollen oder nicht.

Wir können versuchen, alles zu meiden, was im Verdacht steht, Krebs zu erzeugen (siehe Seite 24), und Lebensmittel bevorzugen, die das Risiko einer Krebsentstehung vermindern. Hier hat die Forschung auf dem Gebiet der »bioaktiven Substanzen« in den letzten Jahren wichtige Fortschritte gemacht, aus denen konkrete Ernährungsempfehlungen abgeleitet wurden.

Ernährung für Krebspatienten

Für Krebspatienten stellt sich sicher oft die Frage: Gelten diese Empfehlungen auch für mich, da ja bei mir bereits eine Krebserkrankung diagnostiziert wurde? Kann ich die Krankheit und ihren Verlauf jetzt noch durch Ernährung beeinflussen?

Es gibt keine Phase der Erkrankung, in der der Patient nicht durch eine auf ihn individuell abgestimmte Ernährung selbst positiv zu seinem Wohlbefinden beitragen kann.

Wichtig!

Aktiv gegen den Krebs

Eine Ernährungstherapie allein kann Krebs nicht heilen. Sie ist aber ein wichtiger aktiver Beitrag, um den Krankheitsverlauf positiv zu beeinflussen.

Eine gesunde Ernährung kann
- einer Mangelernährung vorbeugen
- die Widerstandskraft des Körpers stärken
- die Selbstheilungskräfte unterstützen
- die Wirksamkeit der medizinischen Therapie erhöhen
- Beschwerden lindern
- zu mehr Wohlbefinden beitragen
- die Lebensqualität erhöhen

In diesem Buch finden Sie ...

Wir geben Ihnen Hilfen, um für sich eine Ernährungsform zu finden, die Ihnen gut tut, die Sie stabilisiert und unterstützt, mit Ihrer Krankheit besser fertig zu werden.

Das Buch bietet Rezepte für die Zubereitung von bekömmlicher Schonkost bei Beschwerden während der Therapie und eine Aufbaukost nach den Prinzipien der Vollwert-Ernährung. Diese Ernährungsform (siehe ab Seite 56) ist keine spezielle Diät, sondern eine ganzheitliche gesunderhaltende Kost für alle, die sich bewußt ernähren wollen.

Nach der Diagnose Krebs

Die Diagnose Krebs löst bei den meisten Menschen Angst und Verzweiflung aus. Dabei wird oft übersehen, daß bei den heutigen Möglichkeiten der Therapie durchaus gute Aussichten auf Heilung bestehen, bei manchen Krebsarten liegen die Heilungschancen inzwischen bei bis zu 80%, bei früh erkanntem Hautkrebs beispielsweise sogar bei fast 100%.

Wichtig!

Lassen Sie sich bei Problemen, mit denen Sie durch Ihre Krankheit konfrontiert sind, von Fachleuten beraten. Besprechen Sie sich mit Ihren behandelnden Ärzten und suchen Sie eventuell Beratungsstellen auf.

Umfassende Informationen über die Möglichkeiten der medizinischen Therapie helfen, mit der Angst besser umzugehen. Wenden Sie sich mit Ihren Fragen und Problemen an die behandelnden Ärzte oder an Beratungsstellen, wie z.B. die Deutsche Krebshilfe (Adresse Seite 159). Sie können aus ihrer Erfahrung heraus Hilfen anbieten und auch Kontakte zu Kliniken, Nachsorgeeinrichtungen und Selbsthilfegruppen vermitteln.

Verschiedene Krebsarten

Es gibt verschiedene Arten von Krebs, entsprechend sind auch der Krankheitsverlauf und die Heilungschancen unterschiedlich. Entscheidend für die Prognose sind der Gewebetyp, die Lokalisation und das Stadium des Tumors (das heißt dessen Ausdehnung, mögliche Metastasen oder das Wiederauftreten des Tumors). Außerdem spielt auch das Lebensalter und der Allgemeinzustand des Patienten für die Therapie eine Rolle.

Medizinische Therapien

Unterschiedliche Krebsarten erfordern auch unterschiedliche Therapien. In vielen Fällen steht nach der Diagnose am Beginn der Therapie die operative Entfernung oder Verkleinerung des Tumors. Der Heilungsprozeß nach einer Operation wird durch eine gezielte Ernährung zusätzlich unterstützt.

Neben der Operation werden bei Krebserkrankungen die Chemotherapie, die Strahlentherapie und die Hormontherapie angewendet. Die gefürchteten Begleiterscheinungen der Chemo- und der Strahlentherapie, wie Übelkeit und Erbrechen, können heute sehr gut mit neuen Medikamenten unterdrückt werden. Wie Sie sich bei Beschwerden während der Therapie auch durch gezielte Ernährung selbst helfen können, finden Sie im Buch ab Seite 28.

Wichtig!

Bedenken Sie, daß fast alle Beschwerden und Beeinträchtigungen beim Essen und Trinken, die während der Therapie auftreten, von begrenzter Dauer sind. Viele Beschwerden können Sie mit der richtigen Ernährung lindern oder sogar verhindern.

Vorsicht bei »Krebsdiäten«

Viele Krebskranke und ihre Angehörigen sind verständlicherweise für Diäten empfänglich, die versprechen, das Wachstum des Tumors aufzuhalten oder sogar Krebs zu heilen. Die Flut von Veröffentlichungen in Büchern und Zeitschriften, die oft weltanschaulich geprägten Ernährungslehren folgen, verunsichern die Betroffenen zusätzlich. Sie wollen mit ihrer Ernährung jetzt alles richtig machen und haben Angst, durch mögliche Fehler den Heilungserfolg zu gefährden.

In dieser Extremsituation wird vermeintliche Hilfe auch in unkonventionellen Theorien gesucht. Doch Vorsicht vor falschen Versprechungen! Es gibt bisher keine wissenschaftlichen Beweise, daß Krebs durch eine spezielle Ernährungsform oder Diät geheilt werden kann.

Diese sogenannten Krebsdiäten sind oft sogar sehr einseitig, so daß eine ausreichende Energie- und Nährstoffzufuhr nicht sichergestellt werden kann. Besonders warnen wollen wir vor Diäten, bei denen der Tumor

Wichtig!

Vorsicht vor Diäten, die versprechen, Krebs zu heilen. Sie wecken falsche Hoffnungen und können oft mehr Schaden anrichten als sie helfen.

durch Fasten ausgehungert werden soll. Dies ist gefährlich, weil dann ein möglicherweise bereits geschwächter Körper noch weiter belastet werden kann. Ganz besonders verhängnisvoll ist es aber, wenn Patienten durch falsche Versprechungen davon abgehalten werden, sich notwendigen wirksamen Therapien zu unterziehen.

Achten Sie auf eine ausgewogene Ernährung, die Sie mit allen wichtigen Nährstoffen versorgt. Einseitige Diäten oder Fasten können Ihnen schaden.

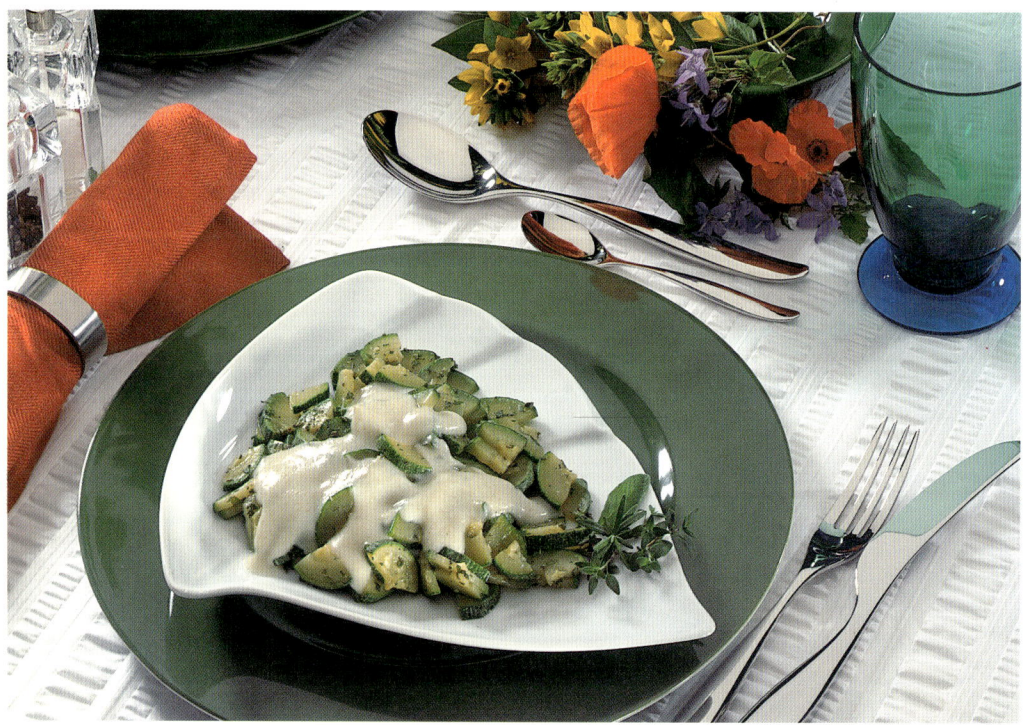

Was Ernährung bewirken kann

Bei einer Krankheit wie Krebs helfen Empfehlungen wie »Achten Sie auf eine vitamin- und nährstoffreiche Ernährung« oder »ernähren Sie sich gesund« nicht viel weiter. Die Betroffenen möchten genau wissen, was sie essen sollen, um ihren Allgemeinzustand zu verbessern.

Dazu kommt, daß etwa die Hälfte der Patienten im Laufe der Behandlung mehr oder weniger ausgeprägte Ernährungsprobleme haben, beispielsweise durch Appetitlosigkeit, Übelkeit, Durchfälle, Geschmacksstörungen oder Schluckbeschwerden. Die richtige Ernährung ist jetzt wichtig für die Behandlung und den Verlauf der Krankheit. Eine auf den Gesundheitszustand des Patienten abgestimmte Ernährung kann die Chancen zur Heilung verbessern und somit zum persönlichen Wohlbefinden und zu mehr Lebensqualität beitragen.

Erstrebenswerte Ziele für Krebskranke
- Appetitsteigerung
- bessere Nahrungsauswahl
- besserer Allgemeinzustand
- größere körperliche Leistungsfähigkeit
- bessere Stimmungslage
- geringere Beschwerden bei Chemotherapie oder Bestrahlung
- bessere Heilungschancen
- mehr Lebensqualität

Verbesserung des Allgemeinbefindens

Grundsätzlich gilt: Was Ihnen schmeckt, was Sie stärkt und Ihnen gut bekommt, verbessert Ihr Allgemeinbefinden. Versuchen Sie, wieder Spaß und Genuß am Essen zu finden. Essen Sie zusammen mit der Familie oder guten Freunden. Gestalten Sie Ihren Speiseplan nach Ihren Bedürfnissen und Vorlieben, und achten Sie darauf, was Ihnen bekommt.

Stärkung des Immunsystems

Ein gutes Allgemeinbefinden ist Voraussetzung für eine optimale körperliche und seelische Leistungsfähigkeit. Nur wenn alle Ausgangsstoffe in ausreichender Menge zur Verfügung stehen, können die lebenswichtigen Stoffwechselvorgänge reibungslos ablaufen.

Das neue Forschungsgebiet der Psychoneuroimmunologie, das sich mit den Zusammenhängen zwischen Psyche und Immunsystem beschäftigt, hat gezeigt, daß viele zunächst rein körperliche Funktionen durch Befindlichkeit und Stimmungslage beeinflußbar sind. So funktioniert beispielsweise unser Immunsystem besser, wenn wir uns gut fühlen.

Ernährung und Immunsystem sind eng miteinander verknüpft, der einzelne kann also mit einer vernünftigen Wahl seiner Lebensmittel viel für seine Abwehrkräfte tun. Für ein funktionierendes Immunsystem sind vor allem eine ausreichende, aber nicht übermäßige Eiweißversorgung (siehe Seite 14) sowie die Vitamine A, C, E, Selen, Zink und Eisen notwendig.

Wichtig!

Je besser wir uns fühlen, desto besser funktioniert auch unser Immunsystem. Mit einer aufbauenden und gesunden Ernährung können Sie also selbst Ihren Gesundheitszustand verbessern.

Schutz vor Mangelernährung

Ein wichtiges Ziel der Ernährung bei Krebs ist es, Mangelernährung und vermeidbaren Gewichtsverlust, unter bestimmten Umständen auch Übergewicht, zu verhindern oder zu behandeln. Deshalb ist es wichtig, daß Sie mit genügend Nahrungsenergie, das heißt Kalorien, und Nährstoffen versorgt sind. Nur in Ausnahmefällen ist es nötig, die wichtigsten Nährstoffe zusätzlich in Form von Medikamenten zu ergänzen, denn normalerweise bekommen wir bei einer vielseitigen Ernährungsweise davon ausreichend.

Mit genügend Energie und Nährstoffen versorgt, ist der Körper dann gewappnet, Belastungen wie Chemotherapie, Bestrahlung und Operation besser durchzustehen. Ideal ist es natürlich, nicht erst dann mit der Ernährungstherapie anzufangen, wenn die ersten Anzeichen für eine Mangelernährung sichtbar werden.

Folgende Faktoren für eine Mangelernährung bei Krebserkrankungen kommen in Frage:

- Stoffwechselveränderungen durch den Tumor
- Belastungen durch Endprodukte des Tumors
- erhöhter Bedarf an Nahrungsenergie (Kalorien)
- erhöhter Nährstoffbedarf
- gestörte Nährstoffaufnahme im Darm
- Schmerzen beim Kauen und Schlucken
- Appetitmangel
- verändertes Geschmacks- und Geruchsempfinden
- Übelkeit und Erbrechen
- Depressionen

Mangelernährung schwächt auf Dauer das Immunsystem, verschlechtert die Wundheilung und erhöht die Infektanfälligkeit. Auch Müdigkeit, Erschöpfung und ein schlechtes Allgemeinbefinden können auf eine Mangelernährung hindeuten.

Weniger Körpergewichtsverlust

Bei vielen Patienten kommt es zu einer Verschlechterung des Ernährungszustandes. Das deutlichste Zeichen für eine Mangelernährung ist, daß der Patient stark abnimmt, oft ist sogar ein unerklärlicher Gewichtsverlust das erste Anzeichen einer Krebserkrankung. Wieviel Krebskranke abnehmen, hängt in den ersten sechs Monaten nach der Diagnose u. a. vom Tumortyp ab. Wer innerhalb von drei Monaten über 5% seines ursprünglichen Gewichts verliert, kann davon ausgehen, daß er nicht mehr ausreichend mit Nährstoffen versorgt ist oder daß ein erhöhter Nährstoffbedarf besteht.

Fast jeder Krebspatient hat Angst vor dem Abnehmen, weil Gewichtsverlust unbewußt mit einem Fortschreiten der Erkrankung verbunden wird. Dabei darf aber nicht übersehen werden, daß es für eine Gewichtsabnahme mehrere Ursachen gibt.

Viele Patienten nehmen zwar durch die Operation und die sich anschließende Therapie ab, nehmen dann aber rasch wieder zu, sobald sie sich wieder erholt haben, beschwerdefrei sind und sich wieder wohler fühlen.

Mancher Krebskranke, der übergewichtig war, freut sich vielleicht, wenn er ein paar Pfunde losgeworden ist. Denn durch sein Abnehmen haben sich auch die Risikofaktoren für andere Erkrankungen, beispielsweise für Herz-Kreislauf-Erkrankungen oder Diabetes mellitus, gesenkt.

Unterstützung der medizinischen Therapie

Aus klinischer Erfahrung ist bekannt, daß die durchgeführte Therapie bei einem guten Allgemeinzustand des Patienten nicht nur besser vertragen wird, sondern auch wirksamer ist, weil der Arzt höher dosieren kann. In diesem Zusammenhang ist es wichtig, daß der Stoffwechsel gut funktioniert, damit die Medikamente zu den Organen transportiert werden und außerdem die Nieren und die Leber den Körper gut entgiften können. Bei der Chemotherapie und der Bestrahlung wird nicht nur der Tumor, sondern auch gesundes Gewebe belastet. Daher braucht der Körper zum Schutz der gesunden Zellen zusätzlich Nährstoffe und Flüssigkeit.

Heilungschancen

Eine sinnvolle Ernährungstherapie, die den Organismus stärkt und mit allen wichtigen Nährstoffen versorgt, kann unter bestimmten Umständen die Heilungschancen verbessern, indem sie die körpereigenen Kräfte unterstützt. Dies gilt vor allem für Nachsorgepatienten, die mit einer vernünftigen Lebensweise das Risiko einer Wiedererkrankung senken können.

Steigerung der Lebensqualität

Essen und Trinken beschränkt sich nicht nur auf die reine Nahrungsaufnahme, es fördert vor allem auch die Freude und die Lebenslust. Verzichten Sie als Betroffener nicht auf Geselligkeit, lassen Sie als Angehöriger nicht zu, daß sich ein Kranker zu sehr zurückzieht. Normales, gesundes Essen sollte auch im fortgeschrittenen Krebsstadium so lange wie möglich beibehalten werden. Gönnen Sie sich gemeinsam etwas Gutes und lassen Sie sich durch die Rezepte in diesem Buch anregen, auch einmal etwas Neues auszuprobieren.

Alle Gerichte in diesem Buch ab Seite 78 sind für zwei Personen gedacht, da Krebspatienten ohne akute Beschwerden keine »Sonderdiät« brauchen. Gerade für Krebskranke bedeutet Appetit sowie die Lust und die Fähigkeit (wieder) zu essen, ein Stück mehr Lebensqualität.

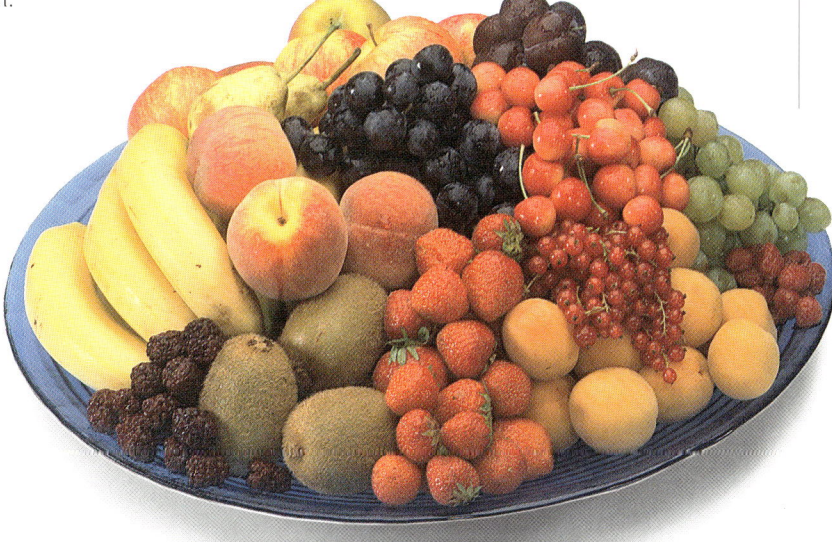

Ernährungsempfehlungen bei Krebs

Krebskranke brauchen im allgemeinen keine speziellen Ernährungsvorschriften zu befolgen, die von Ge- und Verboten geprägt sind.

Die Ernährung sollte grundsätzlich *Wichtig!* aus einer abwechslungsreichen, ausgewogenen und schmackhaften Mischkost bestehen, die den Bedarf an Energie und Nährstoffen deckt.

Je nach Stadium der Krankheit, Verlauf der Therapie und dem persönlichen Befinden sind individuelle Empfehlungen oder Diäten zu berücksichtigen, beispielsweise nach einer Operation im Magen-Darm-Bereich oder bei Untergewicht.

Der Energiebedarf

Der Körper benötigt für die vielen Aufgaben, die er leisten muß, kontinuierlich Energie.
Der Energiebedarf ist von Person zu Person unterschiedlich und vom Ruheumsatz (Grundumsatz) und von der körperlichen Aktivität (Leistungsumsatz) abhängig.
Der Grundumsatz ist die Energiemenge, die erforderlich ist, um die lebensnotwendigen Körperfunktionen (wie Herzschlag, Atmung,

Der Grundumsatz kann beim Krebs- *Info* kranken höher sein als beim gesunden Menschen. An Ihrem Gewicht, das heißt, ob Sie zunehmen, Ihr Gewicht halten oder ob Sie abnehmen, können Sie sehen, ob Sie ausreichend Nahrungsenergie aufnehmen.

Gehirntätigkeit) aufrechtzuerhalten. Er variiert nach Geschlecht, Alter, Körpergewicht und -größe sowie dem Gesundheitszustand.

Wenn ein Mensch zu wenig ißt, drosselt der Organismus seinen Energieverbrauch und deckt die fehlende Energie aus körpereigenen Reserven. Dies ist bei Krebspatienten während der Therapie oder nach einer Operation oft der Fall. Daß dann der Patient abnimmt, ist ganz normal. Wenn der Körper sich wieder erholt hat, nimmt der Patient in der Regel aber bald wieder zu.

Die Grundnährstoffe

Der Energiebedarf des Körpers wird durch die drei Grundnährstoffe Fett (F), Eiweiß (E) und Kohlenhydrate (KH) gedeckt.
Kohlenhydrate und Eiweiß liefern pro Gramm 4 Kilokalorien (kcal) oder 17 Kilojoule (kJ), 1 Gramm Fett liefert 9 kcal oder 38 kJ, das ist mehr als doppelt soviel wie die ersten beiden.
Die drei Grundnährstoffe sollten in unserer täglichen Ernährung in einem bestimmten Verhältnis enthalten sein.

Die ideale Zusammensetzung bei einem Tagesbedarf von 2000 kcal zum Beispiel ist:

Eiweiß	200 - 300 kcal =	50 - 75 g
Fett	500 - 600 kcal =	70 - 85 g
Kohlenhydrate	1100-1200 kcal =	275-300 g

Die Rezepte in diesem Buch entsprechen ungefähr diesen Idealwerten, sie sind »ausgewogen«. Sie können sich für die Zusammensetzung Ihres Ernährungsplanes also leicht daran orientieren.

Kohlenhydrate

Kohlenhydrate sollen den größten Nährstoffanteil in unserer Nahrung ausmachen und 55–60% des Energiebedarfs decken.

Es gibt drei Gruppen von Kohlenhydraten:

- Zucker: Einfachzucker, zum Beispiel Traubenzucker (Glucose) und Fruchtzucker (Fructose), und Zweifachzucker, d.h. Haushaltszucker (Saccharose)

- Stärke: Verdaulicher Vielfachzucker, der als Energiespeicher in Getreide, Kartoffeln Hülsenfrüchten und Gemüse enthalten ist

- Ballaststoffe: u.a. unverdauliche Zellulose, die vor allem in Vollkorngetreide, aber auch in Gemüse enthalten ist, und teilweise verdauliches Pektin, der Ballaststoff in vielen Obstarten

Stärke und Zucker werden im Organismus zu Traubenzucker umgewandelt, der die wichtigste Energiequelle für die Körperzellen ist.

Nicht nur der Anteil der Kohlenhydrate in unserer Ernährung ist wichtig, sondern auch die Form, in der wir sie zu uns nehmen.

Am günstigsten für unseren Stoffwechsel sind die stärkehaltigen Lebensmittel. Stärke wird im Verdauungstrakt langsam zu Traubenzucker abgebaut, so wird der Körper gleichmäßig mit Energie versorgt. Dieser Effekt wird verstärkt, wenn Stärke zusammen mit Ballaststoffen gegessen wird.

Bevorzugen Sie deshalb gering verarbeitete Lebensmittel wie Vollkornprodukte, Naturreis, Hülsenfrüchte, Kartoffeln, frisches Obst, Salat und Gemüse. Bei Süßigkeiten, Weißmehlprodukten, weißem Reis und isolierter Stärke werden die Kohlenhydrate weitgehend von den Ballaststoffen entfernt und sind weniger empfehlenswert. Bei ballaststoffarmen, kohlenhydratreichen Lebensmitteln, zum Beispiel Weißmehlprodukten und Süßigkeiten, sind zusätzlich lebensnotwendige und gesundheitsfördernde Substanzen wie Vitamine, Mineral- und Ballaststoffe weitgehend abgetrennt.

Komplexe Kohlenhydrate sind wichtig

Bei Krebserkrankungen liegt häufig ein veränderter Kohlenhydratstoffwechsel vor. Der Tumor selbst braucht viel Traubenzucker, außerdem ist bei manchen Patienten auch die Zuckerverwertung durch Insulin gestört. Deshalb ist es für Krebskranke besonders wichtig, daß die Kohlenhydrate aus stärkehaltigen Nahrungsmitteln stammen, wie sie im Vollkorn, im Gemüse und in Hülsenfrüchten enthalten sind.

Wichtig!

Essen Sie viel stärkehaltige Kohlenhydrate, wie sie im Getreide, in Kartoffeln sowie in Gemüse und Hülsenfrüchten enthalten sind.

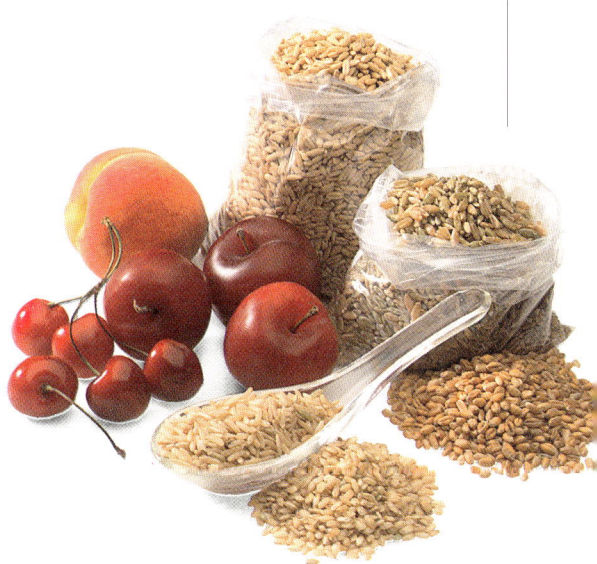

Eiweiß

Eiweiß ist besonders bei schweren Krankheiten wichtig, da es der Grundbaustein jeder Körperzelle ist. Im menschlichen Körper werden täglich Millionen von Zellen auf- und abgebaut. Alle Enzyme und viele Hormone bestehen aus Protein, außerdem sind die Immunglobuline, die für die Abwehr des Körpers verantwortlich sind, aus Proteinen aufgebaut. Erwachsene benötigen täglich etwa 0,8 g Eiweiß pro Kilogramm Körpergewicht, um alte Zellen zu ersetzen beziehungsweise zu erneuern. Bei einem Körpergewicht von 70 kg sind das 56 g Eiweiß pro Tag.

Der Eiweißbedarf bei Krebs

In unserer Gesellschaft stellt die Eiweißversorgung in der Regel kein Problem dar. Im Gegenteil: Viele Menschen essen zuviel Eiweiß – vor allem in Form von Fleisch. Krebspatienten aber haben meist einen etwas höheren Eiweißbedarf als Gesunde. Sie sollten 15% ihres Energiebedarfs mit Eiweiß decken, das sind bei 2000 kcal pro Tag 300 kcal oder 75 g Eiweiß. Dies entspricht der Obergrenze der Empfehlungen für Gesunde. Wenn Krebspatienten längere Zeit mit Eiweiß unterversorgt sind, besteht die Gefahr, daß Muskelmasse abgebaut wird und die Leistungsfähigkeit abnimmt. Deshalb ist es sehr wichtig, gerade auf die Eiweißversorgung zu achten.

Info

Krebskranke haben meist einen etwas höheren Eiweißbedarf als Gesunde. Sie sollten daher sehr darauf achten, daß Sie genug Eiweiß zu sich nehmen.

Günstige Eiweißkombinationen

Neben der Menge des aufgenommenen Eiweiß ist auch die Qualität von Bedeutung: Je ähnlicher ein Eiweiß dem Eiweißbedarf des Menschen ist, um so wertvoller ist es. Biologisch am hochwertigsten ist Eiweiß, das alle acht essentiellen Aminosäuren in der Relation enthält, wie es der Körper braucht.

Eiweiß aus Fleisch, Fisch, Eiern und Milchprodukten hat eine höhere biologische Wertigkeit als Eiweiß aus Getreide, Hülsenfrüchten, Kartoffeln, Reis und Nüssen. Werden pflanzliche Eiweiße jedoch miteinander oder mit tierischem Eiweiß kombiniert, kommt es zu einer höheren biologischen Wertigkeit. Durch Kombinationen eiweißreicher, pflanzlicher Lebensmittel können Sie auch dann eine ausreichende Versorgung sicherstellen, wenn – wie bei Krebskranken öfter möglich – ein Widerwillen gegen Fleisch oder eine Milchunverträglichkeit vorliegt.

Optimale Proteinkombinationen

Milch	Getreide	Kartoffeln
Milch	• Müsli	• Pellkartoffeln mit Quark
Milchprodukte	• Vollkornbrot mit Quark oder Käse	• gebackene Kartoffeln mit Käse
Ei	• Vollkornpfannkuchen	• Kartoffeln mit Rührei
Hülsenfrüchte	• Linseneintopf mit Brot	• Kartoffeln und Tofu
	• Bohnensalat mit Mais	• Kartoffeln und Bohnen

Fett

Fett liefert dem Körper doppelt soviel Kalorien wie Kohlenhydrate und Eiweiß. Damit wird Fett zu einem wichtigen Energiespender.

Fett ist daneben für viele Stoffwechselvorgänge unentbehrlich.

Zudem kann der Körper die fettlöslichen Vitamine A, D, E und K nur mit Hilfe von Fett aus dem Darm aufnehmen.

Fett setzt sich aus Glyzerin und Fettsäuren zusammen. Es gibt gesättigte, einfach und mehrfach ungesättigte Fettsäuren. Der Organismus kann die gesättigten und einfach ungesättigten Fettsäuren selbst bilden, die mehrfach ungesättigten Fettsäuren dagegen nicht. Diese müssen wir mit der Nahrung aufnehmen.

Ungesättigte Fettsäuren sind wichtig

Besonders der Kranke sollte darauf achten, daß er auch mehrfach ungesättigte Fettsäuren zu sich nimmt, da sie die Infektabwehr unterstützen. Sie sind Bestandteil von Zellmembranen und Ausgangsprodukt für die Synthese von Botenstoffen, die für das Immunsystem wichtig sind.

Tierische Fette wie Butter und Schmalz enthalten überwiegend gesättigte Fettsäuren, ungesättigte sind in pflanzlichen Fetten und Ölen sowie in fettreichen Fischen (Omega-3-Fettsäuren) zu finden. Oliven- und Erdnußöl enthalten überwiegend einfach ungesättigte Fettsäuren.

Pflanzenöle wie Sonnenblumen-, Maiskeim- und Distelöl sowie Nüsse, Samen und Fische sind besonders reich an essentiellen, also mehrfach ungesättigten Fettsäuren. Ernährungswissenschaftler empfehlen, die tägliche Aufnahme an Fettsäuren zu dritteln, das heißt, für Ihre Nahrung je ein Drittel gesättigte, ungesättigte und mehrfach ungesättigte Fettsäuren einzuplanen.

Zuviel Fett ist ungesund

Achten Sie auf das Fett. Wenn Sie nicht untergewichtig sind, sollten Sie weniger als ein Drittel Ihres Kalorienbedarfs mit Fett decken, also nicht mehr als etwa 65–70 g Fett pro Tag aufnehmen.

Die meisten Menschen essen zu fett, der durchschnittliche Fettverbrauch in Deutschland liegt bei 140 g pro Tag. Passen Sie besonders bei den versteckten Fetten auf, die normalerweise die Hälfte unseres Fettkonsums ausmachen, sie stecken zum Beispiel in Wurst, Käse, Schokolade oder auch Nüssen. Die andere Hälfte nehmen wir mit Butter, Margarine oder Öl auf. Zahlreiche Studien belegen, daß zuviel Fett ernährungsabhängige Krankheiten begünstigt. Dazu zählen neben den Herz-Kreislauf-Erkrankungen auch Dickdarm- und Brustkrebs.

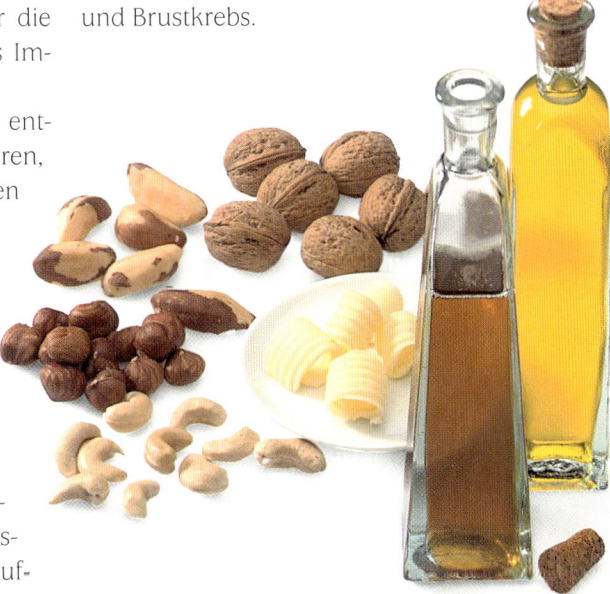

Vitamine

Wie die Bezeichnung »Vitamin« (»lebensnotwendiges Amin«) besagt, sind Vitamine lebensnotwendige Nährstoffe, die wir mit der Nahrung aufnehmen. Sie liefern jedoch im Gegensatz zu Kohlenhydraten, Eiweiß und Fett keine Energie.

Wir benötigen Vitamine zwar nur in kleinen Mengen, aber schon ein geringer Mangel über längere Zeit kann unseren Körper aus dem Gleichgewicht bringen. Vitamine sind im Körper an zahlreichen Stoffwechselvorgängen beteiligt, sie helfen beispielsweise bei der Infektabwehr, bewirken die rechtzeitige Blutgerinnung bei Verletzungen und sind am Aufbau körpereigener Enzyme, Hormone und Körperzellen beteiligt.

Vitamine werden nach ihrer Löslichkeit in fett- und wasserlösliche Vitamine unterteilt:

Fettlösliche Vitamine	Natürliches Vorkommen	Damit decken Sie jeweils Ihren Tagesbedarf	Die Wirkung im Körper
A, Beta-Carotin	Käse, Ei, gelbes und grünes Gemüse, Aprikosen, Kaki	80 g Möhren 110 g Spinat Tagesdosis 0,9 mg	Regeneriert die Haut, schützt vor Zellschäden, stärkt die Abwehrkräfte
D	Milch und Milchprodukte, Eigelb, Fisch	100 g Heilbutt 150 g Hering Tagesdosis 5 mg	Wichtig für die Calciumaufnahme, wichtig für Knochenaufbau und Zähne
E	Pflanzliche Fette (Öl, Margarine), Getreide, Nüsse, Hülsenfrüchte	120 g Erdnüsse 45 g Haselnüsse 20 g Diät-Margarine 25 g Sonnenblumenöl Tagesdosis 12 mg	Schützt die Zellwände, unterstützt die Leber bei der Entgiftung
K	Spinat, Grünkohl, Sauerkraut	100 g rohes Sauerkraut 400 g Spinat 600 g Grünkohl Tagesdosis 1500 mg	Blutgerinnung
Wasserlösliche Vitamine			
B₁	Getreidevollkorn, Sprossen, Hülsenfrüchte, Sonnenblumenkerne, Fleisch	235 g Haferflocken 130 g Roggenkeime 145 g Erdnüsse Tagesdosis 1,2–1,4 mg	Wichtig im Stoffwechsel der Kohlenhydrate, wichtig für Nerven und Herz

Wasserlösliche Vitamine	Natürliches Vorkommen	Damit decken Sie jeweils Ihren Tagesbedarf	Die Wirkung im Körper
B_2	Milch und Milchprodukte, Ei, Trockenhefe, Sprossen	190 g Roggenkeime 80 g Cornflakes 60 g Hefeflocken Tagesdosis 1,5–1,7 mg	Am gesamten Stoffwechsel beteiligt: wichtig für Wachstum und die Abwehrkräfte
B_6	Getreidevollkorn, Weizenkeime, Soja, Banane, Kohl, Lauch	100 g Roggenkeime 45 g Weizenkeime 1 große Banane Tagesdosis 1,6–1,8 mg	Schaltstelle für den Eiweißstoffwechsel: wichtig für Wachstum, Haut, Haare, Nerven
B_{12}	Milch, Sauermilchprodukte, Eier, Käse, milchsaures Gemüse Fleisch	500 g Magermilchjoghurt 175 g Brie (50 % Fett i. Tr.) 300 g Quark Tagesdosis 0,003 mg	Schützt den Zellinnenraum, erhöht die Abwehr, wichtig für das Bindegewebe
C	Gemüse (Kohl, Spinat, Paprika, Brokkoli), Obst (Zitrusfrüchte und Beeren)	80 g Fenchel 55 g frische Paprika 200 g Orangen Tagesdosis 75 mg	Am Zellaufbau und Abwehrsystem beteiligt, schützt das Zahnfleisch
Biotin	Trockenhefe, Eigelb, Sprossen, Soja, Möhren, Erbsen	1–2 Hühnereier 100 g Bierhefe 300 g Haferflocken 175 g Haselnüsse Tagesdosis 0,03–0,1 mg	Wichtig beim Zellstoffwechsel, bei der Erneuerung von Blutzellen: für Nerven, Haut, Haare
Folsäure	Gemüse (rote Bete, Spinat, Fenchel, Spargel), Bäckerhefe	150 g Sojasprossen 50 g Weizenkeime 350 g gegarter Brokkoli Tagesdosis 0,15–0,3 mg	Lebensnotwendig zur Bildung neuer Zellen (Blutbildung)
Niacin	Getreidevollkorn, Hülsenfrüchte, Pilze, Kartoffeln, Fleisch	15 g frische Erdnüsse 250 g getrocknete gegarte Erbsen Tagesdosis 15–18 mg	Bei der Energiegewinnung überall im Körper beteiligt
Pantothensäure	Hefe, Eigelb, Getreidevollkorn, Melone, Brokkoli, Pilze, Gelée royale	300 g Champignons 175 g Mungobohnen Tagesdosis 6 mg	Am Stoffwechsel aller Ernährungsbausteine beteiligt, wichtig für Haut und Haare

Fettlösliche Vitamine

Die Vitamine A, D, E und K gehören zu den fettlöslichen Vitaminen, was bedeutet, daß der Körper zusätzlich Fett braucht, um sie aufzunehmen. Deshalb empfiehlt es sich zum Beispiel, Möhren, die Beta-Carotin, eine Vorstufe des Vitamin A, enthalten, mit etwas Öl oder Butter zuzubereiten.

Über den Bedarf hinaus aufgenommene fettlösliche Vitamine werden vom Körper gespeichert, bevorzugt in Leber und Niere. Daher kann der Organismus einen kurzfristigen Mangel überbrücken. Bei Zufuhr extrem hoher Mengen kommt es zu Hypervitaminosen, das heißt zu Stoffwechselstörungen durch eine zu hohe Konzentration von Vitaminen in Zellen und Organen. Bei einer normalen Ernährung (ohne Vitaminpräparate) sind sie aber nahezu ausgeschlossen.

Wasserlösliche Vitamine

Die Vitamine B_1, B_2, B_6, B_{12}, C, Biotin, Folsäure, Niacin und Pantothensäure gehören zu den wasserlöslichen Vitaminen. Mit Ausnahme des Vitamin B_{12} werden sie nur begrenzt im Körper gespeichert.

Ein Zuviel wird wieder ausgeschieden, deshalb können größere Mengen dem Körper in der Regel nicht schaden. Allerdings kann ein Mangel relativ schnell zu gesundheitlichen Schäden führen.

Wie gefährlich ist ein Vitaminmangel?

Ein kurzfristiger Mangel an Vitaminen führt nicht sofort zu Mangelsymptomen. Anzeichen für eine länger andauernde unzureichende Vitaminversorgung können aber Müdigkeit, Appetitlosigkeit, Schwäche, Reizbarkeit sowie eine erhöhte Anfälligkeit für Infekte sein.

Wichtig!

Bedenken Sie, daß Appetitlosigkeit und erhöhte Infektanfälligkeit nicht unbedingt direkte Folge des Tumors sein müssen, sie können ebenso Ursache eines Nährstoffmangels sein. Gerade deshalb ist es so wichtig, durch entsprechende Ernährung den Vitaminbedarf optimal zu decken.

Krebskranke haben einen erhöhten Vitaminbedarf

Fast jede Krankheit verändert den Vitaminbedarf. Bei Krebspatienten beeinflussen der Grad der Erkrankung, vorliegende Infektionen und Entzündungen sowie Wechselwirkungen mit Medikamenten den Vitaminbedarf.

Die Auswirkungen der einzelnen Wirkstoffe in den Medikamenten auf den Vitaminbedarf sind teilweise noch unbekannt, deshalb können keine genauen Aussagen gemacht werden, in welchem Ausmaß sich der Bedarf der einzelnen Vitamine erhöht. Ganz sicher ist aber, daß Krebskranke die Empfehlungen für eine optimale Versorgung nicht über längere Zeit unterschreiten sollten.

Bei einem erhöhten Bedarf können Sie durch gezielten Verzehr bestimmter Lebensmittel die Aufnahme einzelner Vitamine steigern. Unsere Tabellen auf den Seiten 16 und 17 helfen Ihnen dabei.

Ob eine medikamentöse Unterstützung mit Vitaminpräparaten sinnvoll ist, muß je nach Funktion der betroffenen Organe der Arzt entscheiden.

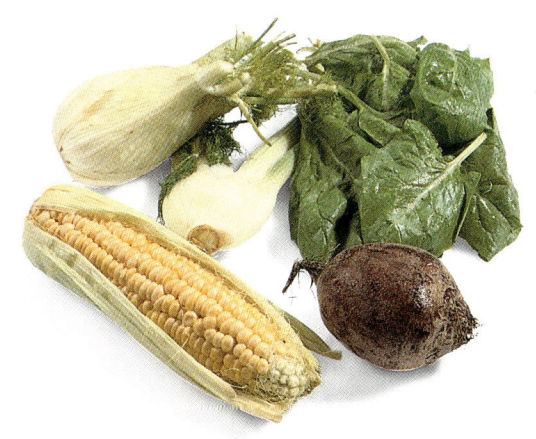

Bei richtiger Ernährung können auch Krebskranke ihren Vitaminbedarf normalerweise ohne Probleme decken. Verzichten Sie auf die Einnahme von Vitaminpräparaten mit Megadosen an Vitaminen! Viel hilft nicht immer viel! Sprechen Sie in jedem Fall mit Ihrem behandelnden Arzt darüber.

Antioxidative Vitamine

Die Vitamine A, E, C und Beta-Carotin (Vorstufe von Vitamin A) werden auch antioxidative Vitamine genannt. Sie fangen im Körper sehr kurzlebige, aber aggressive Sauerstoffmoleküle, die sogenannten freien Radikale, ab.

Freie Radikale zerstören die Körperzellen und schwächen das Immunsystem. Bei Erkrankungen sind antioxidative Vitamine ganz besonders wichtig, weil sie die Zellen schützen.

Die Gefahr der freien Radikale

Freie Radikale entstehen bei normalen Stoffwechselvorgängen im Körper, aber auch ungewollt durch äußere Einflüsse: durch erhöhten Alkoholkonsum, Zigarettenrauch, UV-Licht- und Ozoneinwirkungen, etwa beim Sonnenbaden, durch Medikamente und Umweltgifte. Psychische Belastung, Streß und Ängste fördern ebenfalls die Entstehung von freien Radikalen.

Ein gesunder Organismus verfügt über genügend »Radikalfänger«, auch »Antioxidantien« genannt, um sich dieser aggressiven Moleküle zu entledigen. Wenn ein Überschuß an freien Radikalen eine Kettenreaktion mit vielen Substanzen im Körper auslöst, schadet dies dem Organismus: Die freien

Radikale können in den Zellkern eindringen, dadurch kann die Zelle zerstört werden oder entarten. So tragen freie Radikale zur Tumorentstehung bei.

Bei Krebs ist der Körper diesem »oxidativen Streß« mehr oder weniger stark ausgesetzt. Der Bedarf an Radikalfängern steigt um so stärker, je mehr Schadstoffe oder Krankheitskeime vorhanden sind.

Was hilft bei der Abwehr der freien Radikale?

Den Vitaminen A und C kommt neben ihrer antioxidativen Wirkung zusätzliche Bedeutung zu: Vitamin A stärkt das Abwehrsystem direkt, Vitamin C hemmt die Bildung krebserregender Nitrosamine (siehe Seite 24).

Wenn folgende Lebensmittel auf Ihrem täglichen Speiseplan stehen, bekommt Ihr Körper genügend Radikalfänger:

- rohes Obst, insbesondere Beeren und Zitrusfrüchte, Paprika (Vitamin C)
- Obst und Gemüse mit kräftig gelbem Fruchtfleisch, wie Möhren, und grünes Blattgemüse (Beta-Carotin)
- Weizenkeim-, Sonnenblumen- und Olivenöl (Vitamin E).

Mineralstoffe

Mineralstoffe sind lebensnotwendige Substanzen, die regelmäßig mit der Nahrung aufgenommen werden müssen. Bei Mineralstoffen wird nach ihrem mengenmäßigen Anteil im Körper zwischen Mengenelementen wie Calcium, Phosphor, Magnesium, Kalium, Natrium und Chlor sowie zwischen Spurenelementen wie Eisen, Selen, Jod und Fluor unterschieden.

Mineralstoffe sind an zahlreichen Reaktionen beteiligt, wie zum Beispiel für Nerven- und Muskelerregbarkeit (Calcium, Magnesium), Aufbau und Erhalt von Knochen und Zähnen (Calcium, Phosphor, Fluor), Blutbildung und Sauerstofftransport (Eisen), Bildung der Schilddrüsenhormone (Jod) und Steuerung des Wasserhaushaltes (Natrium, Kalium, Chlor).

Pro und contra Mineralstoffpräparate

Mineralstoffpräparate sind eine gute Möglichkeit, bei einer akuten Unterversorgung mit Mineralstoffen wirkungsvoll und problemlösend einzugreifen. Sie sollten jedoch immer nur auf Anraten des Arztes genommen werden. Verordnen Sie sich diese Medikamente bitte nicht selbst und sprechen Sie mit dem Arzt darüber, ob eine Einnahme notwendig ist.

Wenn Sie sich vollwertig ernähren, nehmen Sie ausreichend Mineralien zu sich. Eine Ausnahme stellt lediglich Jod dar, was Sie jedoch mit der Verwendung von Jodsalz ausgleichen können.

Bei unsachgemäßer Einnahme von Mineralien kann es zu einer Verschiebung des Mineralhaushaltes kommen. So ist beispielsweise bekannt, daß eine erhöhte Calciumzufuhr die Eisenaufnahme stark beeinflußt. Eisenpräparate wiederum haben einen Einfluß auf die Zinkaufnahme.

Mineralstoffe	Natürliches Vorkommen	Damit decken Sie jeweils Ihren Tagesbedarf	Die Wirkung im Körper
Calcium	Milch, Milchprodukte, Hartkäse, Grünkohl	1 l Milch 1 kg Naturjoghurt 100 g Bergkäse 675 g Brokkoli Tagesdosis 800–1200 mg	Sorgt für starke Knochen und Zähne
Eisen	Getreidevollkorn, Hülsenfrüchte, Gemüse, Aprikosen, Sesam	240 g Dinkel 115 g Hirse 220 g Haferflocken 285 g frischer Spinat Tagesdosis 10–15 mg	Sorgt für die Bildung der roten Blutkörperchen und damit für genügend Sauerstoff in den Zellen

Mineralstoffe	Natürliches Vorkommen	Damit decken Sie jeweils Ihren Tagesbedarf	Die Wirkung im Körper
Fluor	Trinkwasser, Roggen, Tee	200 g Sojabohnen 1 kg Kartoffeln 800 g Spinat Tagesdosis 1 mg	Knochenaufbau, gesunde Zähne
Jod	Fisch, Meeresprodukte	900 ml Milch 650 g Brokkoli/Möhren 200 g Feldsalat Tagesdosis 180 mg	Wichtig für die Schilddrüsenfunktion
Kalium	Kartoffeln, Gemüse, Obst, Hülsenfrüchte, Getreidevollkorn	455 g Kartoffeln, 500 g Rosenkohl, 525 g Bananen, 245 g Linsen Tagesdosis 2000 mg	Sorgt in der Zelle für den richtigen Druck, wichtig für Stoffwechselreaktionen (Eiweißaufbau, Energiereserven im Muskel)
Magnesium	Kartoffeln, Getreidevollkorn, Hülsenfrüchte, Gemüse, Banane	265 g Hafer, 190 g Naturreis, 170 g Kidneybohnen, 235 g Banane Tagesdosis 300–400 mg	Wichtiger Teil der Knochenstruktur, hält den Druck zwischen den Zellen aufrecht
Phosphor	Milch- und Milchprodukte, Hülsenfrüchte, Nüsse, Getreide, Fleisch	350–700 g Roggen vollkornbrot 200–400 Haferflocken 225–450 weiße Bohnen Tagesdosis 1–2 g	Energiestoffwechsel Knochenaufbau
Zink	Getreidevollkorn, Milchprodukte, Fleisch	75 g Roggenflocken oder 250 g Bergkäse Tagesdosis 15 mg	Ist Teil vieler Enzyme: wichtig für Abwehr und Wachstum

Besonders wichtig bei Krebs: Selen

Eine bedeutende Funktion bei der Tumorentstehung, aber auch bei der Krebserkrankung selbst hat das Spurenelement Selen. Selen ist Bestandteil eines Enzymsystems, das zusammen mit Vitamin E freie Radikale abfängt (siehe Seite 19). Durch diese zellschützende Funktion soll es nicht nur krebsvorbeugend wirken, sondern auch das Wachstum bereits bestehender Krebstumore verhindern beziehungsweise diesen entgegenwirken.

In welchem Umfang Selen gegen Krebs hilft und auf welche Tumorarten es einwirkt, muß nach ersten erfolgversprechenden Studien noch weiter untersucht werden.

Selen hat noch einen weiteren Vorteil: Es stärkt Freßzellen und Killerzellen. Die Freßzellen (Makrophagen) sind weiße Blutkörperchen, die in Körpergewebe eindringen können. Sie haben die Fähigkeit, als fremd erkannte Substanzen in sich aufzunehmen, diese dann zu verdauen und damit unschädlich zu machen. Auch Killerzellen sind weiße Blutkörperchen. Sie können mit Hilfe von Antikörpern artfremde oder entartete Zellen zerstören, zu denen die Krebszellen zählen.

Der Selenbedarf

Erwachsene benötigen zwischen 50–100 µg Selen pro Tag, Werte, die in Deutschland durchschnittlich aber nicht erreicht werden. Ursache dafür sind die selenarmen Böden in Nordeuropa, auf denen Getreide und andere Pflanzen nicht genug Selen aufnehmen können. Beim nordamerikanischen Weizen liegt der Selengehalt wesentlich höher.

Die industrielle Verarbeitung der Nahrungsmittel führt zu weiteren Selenverlusten. Deshalb sind Vollkornmehle und ungeschälter Reis besser als Auszugsmehle und weißer Reis.

Info

Selenpräparate sind für eine ausreichende Versorgung nicht erforderlich. Vor einer unkontrollierten Einnahme muß sogar gewarnt werden, da zu hohe Mengen, insbesondere wenn diese Präparate längerfristig eingenommen werden, giftig wirken können.

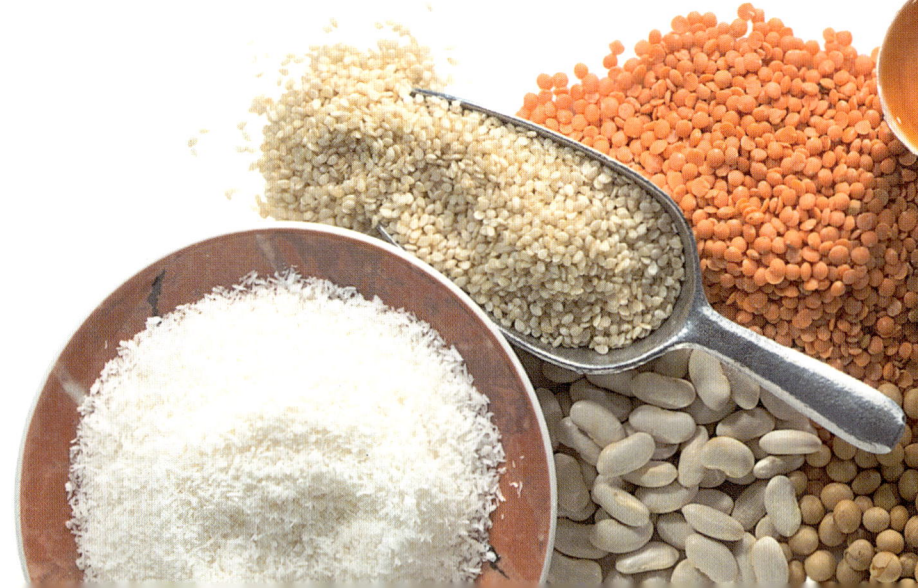

Angaben pro 100 g verzehrbarem Anteil

Nahrungsmittel	µg Selen/100 g verzehrbarem Anteil
Dorsch	25
Makrele	35
Scholle	65
Hering	140
Rindfleisch	31
Schweinefleisch	35
Vollmilch	9
Hühnerei	10
Weizen (ganzes Korn)	3–100
Mais	16
Haferflocken	10
Reis, unpoliert	40
Sojabohne	60
Paranuß	100
Sesam	800
Kokosnuß	810

(nach Heepe 1994; nach Souci u. a. 1994)

Wichtige Selenlieferanten

Fisch, Eier, Hülsenfrüchte und vor allem Sesam und Kokosnuß, aber auch Nüsse enthalten reichlich Selen.

Der hohe Selengehalt von Nüssen macht es Vegetariern leicht, sich ausreichend mit Selen zu versorgen. Auch Krebskranke, die eine Abneigung gegen Fleisch haben, können durch die richtige Auswahl ihrer Nahrungsmittel einen Selenmangel verhindern, auf natürlichem Wege und ohne Selenpräparate.

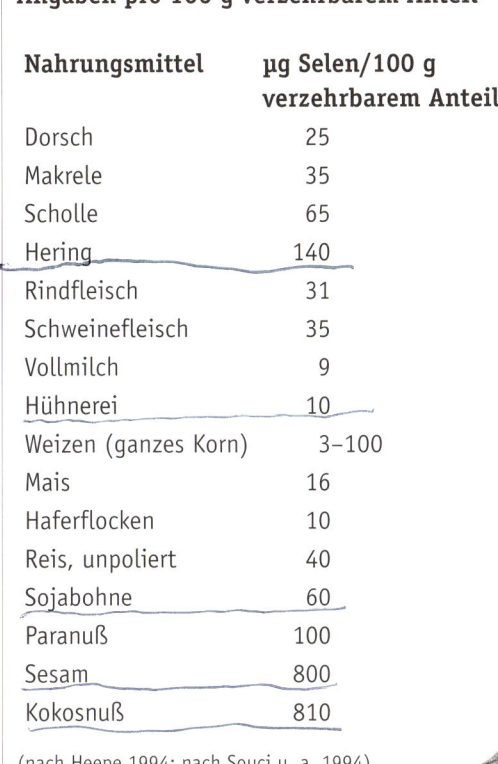

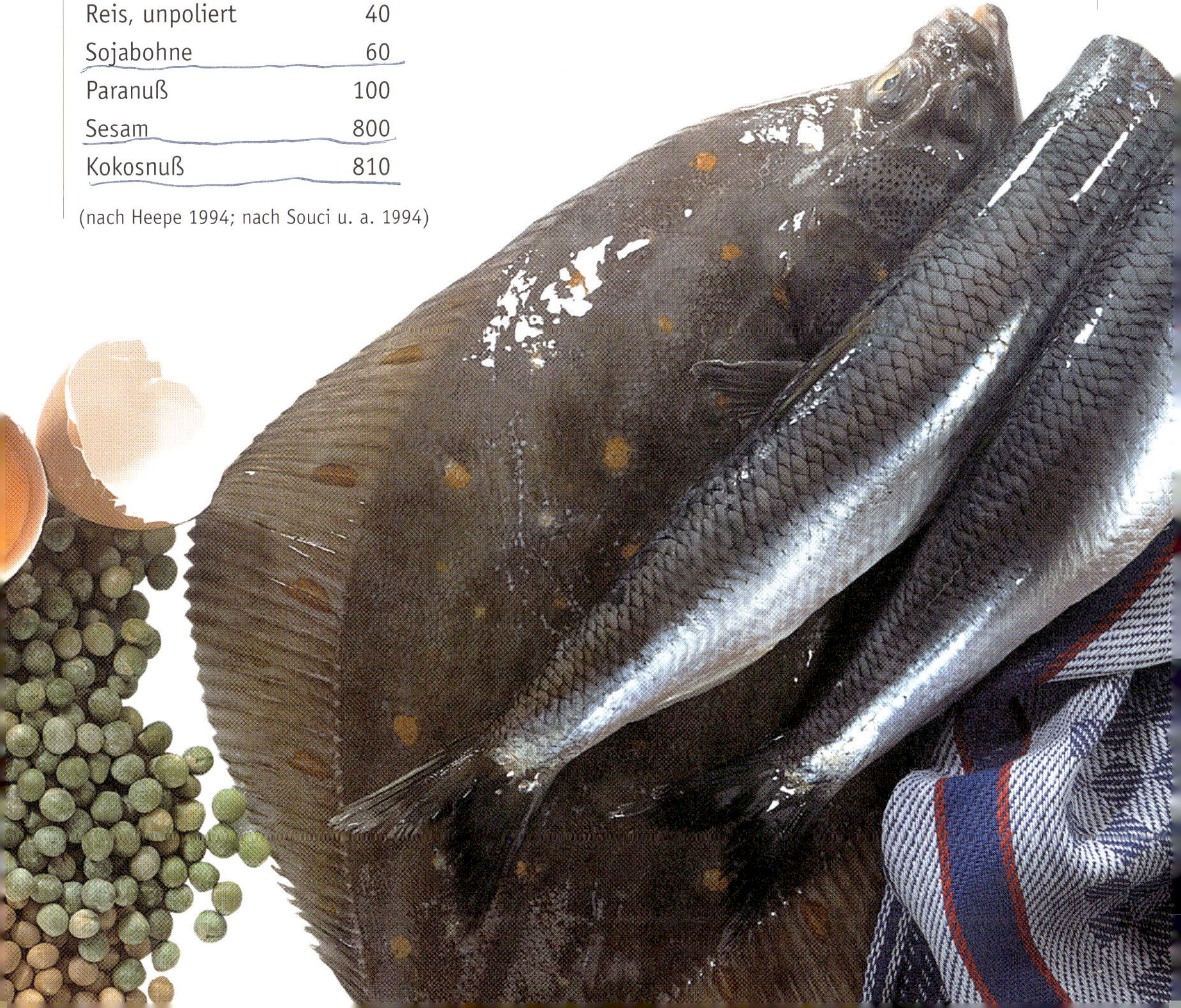

Vermeidbare Risikofaktoren

Bei Ernährungsempfehlungen internationaler Organisationen zur Verminderung des Risikos für bestimmte Krebserkrankungen geht es in erster Linie um das Vermeiden bestimmter Risikofaktoren nach dem heutigen Stand der Wissenschaft.

Diese Regeln gelten jedoch nicht nur für die Vorbeugung. Auch Erkrankte sollten vor, während oder nach der Therapie ihre Ernährung so gestalten, daß sie eventuelle Folgen des Krebses ausgleicht. So können sie das Risiko einer Zweit- oder Neuerkrankung zumindest vermindern.

Krebsfördernde Faktoren
- überhöhte Energiezufuhr (Übergewicht)
- zuviel Fett
- Nitrosamine
- Aflatoxine (Schimmelpilze)
- Benzpyrene
- zuviel Salz
- hoher Alkoholkonsum
- Rauchen

Übergewicht und zu hoher Fettverbrauch (siehe Seite 15) sind beides anerkannte Risikofaktoren, übrigens nicht nur für Krebserkrankungen, auch Herz- und Kreislauferkrankungen sind häufig ernährungsbedingt.

Wichtig!

Alle diese Empfehlungen gelten nicht nur für krebskranke Menschen. Sie entsprechen den Grundsätzen einer allgemeinen gesunden Ernährung.

Nitrosamine

Mit der Nahrung aufgenommenes Nitrat wird im Mund durch Bakterien zu Nitrit umgewandelt. Aus Nitrit und bestimmten Proteinbestandteilen entstehen im Magen Nitrosamine. Nitrosamine begünstigen beispielsweise die Entstehung von Magenkrebs. Nitrit ist Bestandteil des Pökelsalzes in Fleisch- und Wurstwaren. Deshalb sollten Sie möglichst wenig, am besten überhaupt keine gepökelten Wurstwaren und geräucherten Schinken essen. Sie sollten besonders die Kombination von Schinken mit überbackenem Käse meiden.

Der Nitratgehalt von Pflanzen ist zum einen genetisch vorgegeben, zum anderen durch unsachgemäße Stickstoffdüngung teilweise stark erhöht. Die geringe Lichteinstrahlung in den Wintermonaten – auch in Gewächshäusern – erhöht den Nitratgehalt. Meiden Sie deshalb Treibhausprodukte und geben Sie Saisongemüse den Vorzug. Gemüse und Obst aus ökologischem Anbau werden nicht mit mineralischem Stickstoff gedüngt und sind in der Regel weniger nitrathaltig.

Trinkwasser ist sehr unterschiedlich mit Nitrat belastet. Erkundigen Sie sich bei Ihrem zuständigen Wasseramt nach den Werten.

Aflatoxine

Aflatoxine sind Stoffwechselprodukte bestimmter Schimmelpilze, die sich unter gewissen Bedingungen auf Nahrungsmitteln bilden. Am häufigsten können Nüsse, vor allem Erdnüsse und Getreide davon befallen sein.

Schimmelgifte zählen zu den bekanntesten krebserregenden Substanzen, essen Sie deshalb keine verschimmelten oder angeschimmelten Lebensmittel.

Benzpyrene

Alle geräucherten und auf Holzkohle gegrillten Nahrungsmittel sind mit Benzpyrenen belastet und begünstigen die Entstehung von einigen Krebsformen.

Vorsicht also vor gegrilltem Fleisch und geräuchertem Schinken, sie sind doppelt gesundheitsschädlich wegen der Nitrosamine und der Benzpyrene. Verwenden Sie zum Grillen Alufolie oder Aluschalen. Bei Grillgeräten mit seitlicher Feuerstelle kann kein Fett in die Glut tropfen. Insgesamt sollten Sie diese belastenden Lebensmittel selten essen.

Kochsalz

Die meisten Menschen essen zuviel Salz, zum Teil über bestimmte Lebensmittel wie Käse, Wurst, aber auch Brot oder direkt über das Salzen der Speisen. Auch Fertigprodukte enthalten meistens zuviel Kochsalz.
Versuchen Sie, Salz zu reduzieren, damit nicht zuviel Flüssigkeit in das Gewebe eingelagert und die Nieren nicht unnötig belastet werden.

Alkohol und Tabak

Alkohol und Tabak sind beides eindeutige Risikofaktoren für gewisse Krebsarten. Das Rauchen sollte unter allen Umständen gemieden werden. Alkoholische Getränke wie Bier und Wein können Sie aber, falls es Ihnen gut bekommt, in kleinen Mengen gelegentlich trinken. Von harten Alkoholika wie Spirituosen aber sollten Sie Abstand nehmen.

Wichtig!

Alle diese krebsfördernden Risikofaktoren sollten Sie meiden. Denken Sie aber auch an alle krebshemmenden Schutzfaktoren, die in Lebensmitteln enthalten sind. Einzelheiten finden Sie auf Seite 63.

Krebsfördernde Faktoren:

Karzinogen	Vorkommen
■ Nitrosamine	in gepökelten und geräucherten Fleisch- und Fischwaren; in kleinen Mengen im Käse. Die Vorstufen Nitrat und Nitrit finden sich im Pökelsalz, in bakteriell verunreinigtem Fleisch, im Trinkwasser, in Spinat und Wurzelgemüsen
■ Benzpyrene	in geräucherten und gegrillten Nahrungsmitteln; in pflanzlichen Nahrungsmitteln infolge von Luftverschmutzung durch Benzinmotoren und Industrieanlagen
■ Mykotoxine	in verpilzter Nahrung durch falsche Lagerung in feuchtwarmem Klima
■ Äthylalkohol	insbesondere in hochprozentigen Alkoholika
■ Tabakinhaltsstoffe	in allen Tabakwaren
■ Schwermetalle Cadmium, Arsen, Blei	pflanzliche Nahrungsmittel, Innereien, evtl. Trinkwasser (Arsen)

Getränke

Flüssigkeit ist für den Menschen unentbehrlich, denn Wasser ist mit etwa 60% Hauptbestandteil des Körpers von Erwachsenen. Ohne Wasserzufuhr kann der Mensch nur wenige Tage überleben.

Wasser ist Bestandteil aller Zellen und Gewebe. Die Nährstoffe können nur in Wasser gelöst die Zellmembran passieren und so an ihr Ziel gelangen.

Außerdem befördert Wasser Endprodukte des Stoffwechsels, zum Beispiel über die Niere (Urin) und Haut (Schweiß), aus dem Körper. Als Quellmittel für Ballaststoffe wird es im Darm benötigt, um das Volumen des Speisebreis zu erhöhen.

Wieviel müssen wir trinken?

Gesunde Erwachsene scheiden täglich etwa 2–3 Liter Wasser aus. Um diese Wasserverluste zu ersetzen, müssen 1,5–2 Liter pro Tag getrunken werden, etwa 1 Liter Flüssigkeit nehmen wir mit der festen Nahrung auf.

In der warmen Jahreszeit, beim Sport, aber auch bei Fieber und Durchfall steigt der Wasserverlust teilweise sogar erheblich.

Wenn wir zuviel Flüssigkeit verlieren, setzt der Körper ein Signal: er reagiert mit Durst. Mit zunehmendem Alter nimmt das Durstgefühl allerdings häufig ab, deshalb trinken Erwachsene und ältere Menschen oft nicht genug.

Warum ist ausreichendes Trinken für Krebskranke so wichtig?

Trinken Sie ausreichend und achten Sie darauf, daß Flüssigkeitsverluste durch eine entsprechende Trinkmenge ausgeglichen werden. Zu wenig Flüssigkeit schadet den Nieren, die den Wasserhaushalt im Körper regulieren und immer gut »durchspült« werden müssen. Dies ist besonders wichtig, wenn Sie Medikamente bekommen, da Medikamentenreste über die Nieren ausgeschieden werden.

Was sollen wir trinken?

Gutes Leitungswasser, Mineralwasser mit und ohne Kohlensäure sowie ungezuckerte Kräuter- und Früchtetees sind als Durstlöscher ideal.

Frucht- und Gemüsesäfte sind ebenfalls zu empfehlen, aber bitte nur verdünnt.

Bohnenkaffee und schwarzer Tee sind weniger empfehlenswert, da beide Coffein enthalten. Sie sollten daher nicht in größeren Mengen getrunken werden. Außerdem sind im schwarzen Tee und Kaffee Gerbstoffe enthalten, die im Verdauungstrakt Mineralstoffe, beispielsweise Eisen, binden. Diese Mineralstoffe können dann nicht mehr aufgenommen werden und stehen somit dem Körper nicht mehr zur Verfügung.

Andererseits wird eine krebshemmende Wirkung der sekundären Pflanzenstoffe im Kaffee (beispielsweise Kaffeesäure) und Tee (beispielsweise Flavonoide, siehe Seite 63 und hintere Klappe) vermutet.

Alkohol ist kein Durstlöscher. Bier, Wein und andere alkoholische Getränke sollten Krebskranke – wenn überhaupt – nur in kleinen Mengen trinken. Bei Appetitlosigkeit können sich kleine Mengen von Alkohol aber durchaus günstig auswirken. Außerdem kann ein kleines Glas Bier oder Wein am Abend helfen, sich zu entspannen und leichter einzuschlafen.

Nicht empfehlenswert sind Limonaden und Cola-Getränke (coffeinhaltig!) aufgrund ihres meist hohen Zuckergehaltes.

Mahlzeiten

Die traditionelle Folge von drei Mahlzeiten täglich ist für viele immer noch die Norm. Mittlerweile ist aber erwiesen, daß es viel besser für unseren Organismus ist, öfter kleine Mengen zu sich zu nehmen.

Reichhaltige Mahlzeiten machen müde, belasten die Verdauungsorgane und behindern den Sauerstofftransport zum Gehirn. Nach einem üppigen Mittagessen fällt deshalb das Denken und die Konzentration meistens schwer.

Wie Sie anhand der Grafik (rechts) sehen können, verläuft die Leistungskurve auf einem höheren Niveau, wenn Sie neben Frühstück, Mittagessen und Abendessen zusätzlich Zwischenmahlzeiten einnehmen. Essen Sie also zu den Hauptmahlzeiten nicht zuviel und dafür vormittags und nachmittags noch etwas zwischendurch. Dafür eignen sich sehr gut frisches Obst, etwas rohes

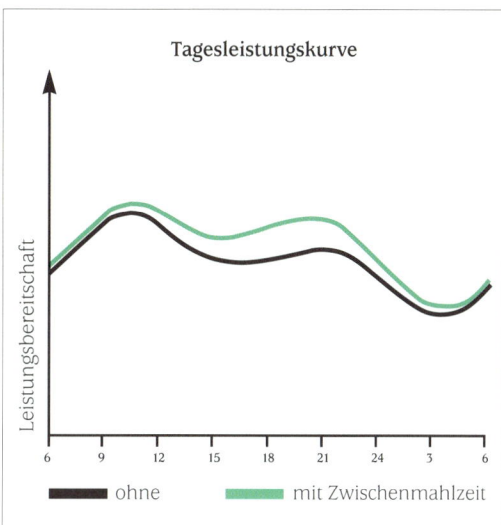

Tagesleistungskurve

Leistungsbereitschaft

6   9   12   15   18   21   24   3   6

■ ohne   ● mit Zwischenmahlzeit

Gemüse, zum Beispiel Möhren, Gurken oder Tomaten, Nüsse und Naturjoghurt. Gesund ist auch Vollkornbrot mit wenig Butter und Radieschen belegt, auch Käse oder Avocado passen als Belag. Auf den Seiten 86–95 finden Sie Rezepte für kleine Gerichte, die sich hervorragend für zwischendurch eignen.

Essen Sie als Hauptmahlzeiten vollwertige, stärkehaltige Kohlenhydrate und ballaststoffreiche Lebensmittel. Damit verhindern Sie ein schnelles und starkes Absinken des Blutzuckerspiegels. Ein niedriger Blutzuckerspiegel kann zu einem Leistungstief führen.

Um die Verdauung zu entlasten, ist gründliches Kauen ganz wichtig. Nicht umsonst heißt es »gut gekaut ist halb verdaut« und »der Magen hat keine Zähne«. Gerade Vollkornprodukte und Rohkost müssen unbedingt gründlich gekaut werden.

Diese Empfehlungen und die Berücksichtigung individueller Bedürfnisse können Ihnen helfen, auch mit manchen Ernährungsproblemen wie fehlendem Appetit und Übelkeit fertig zu werden.

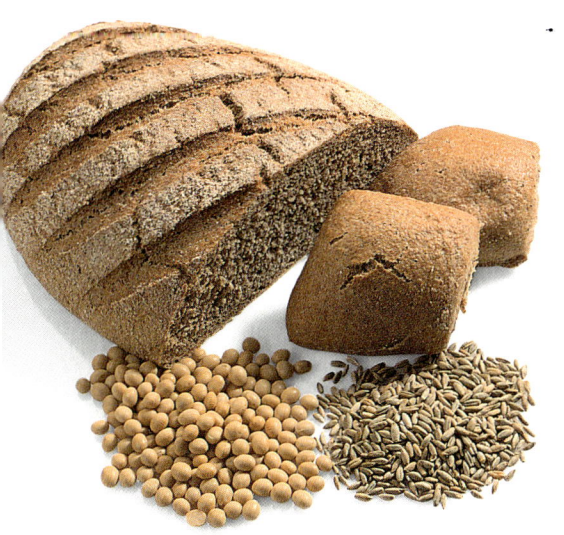

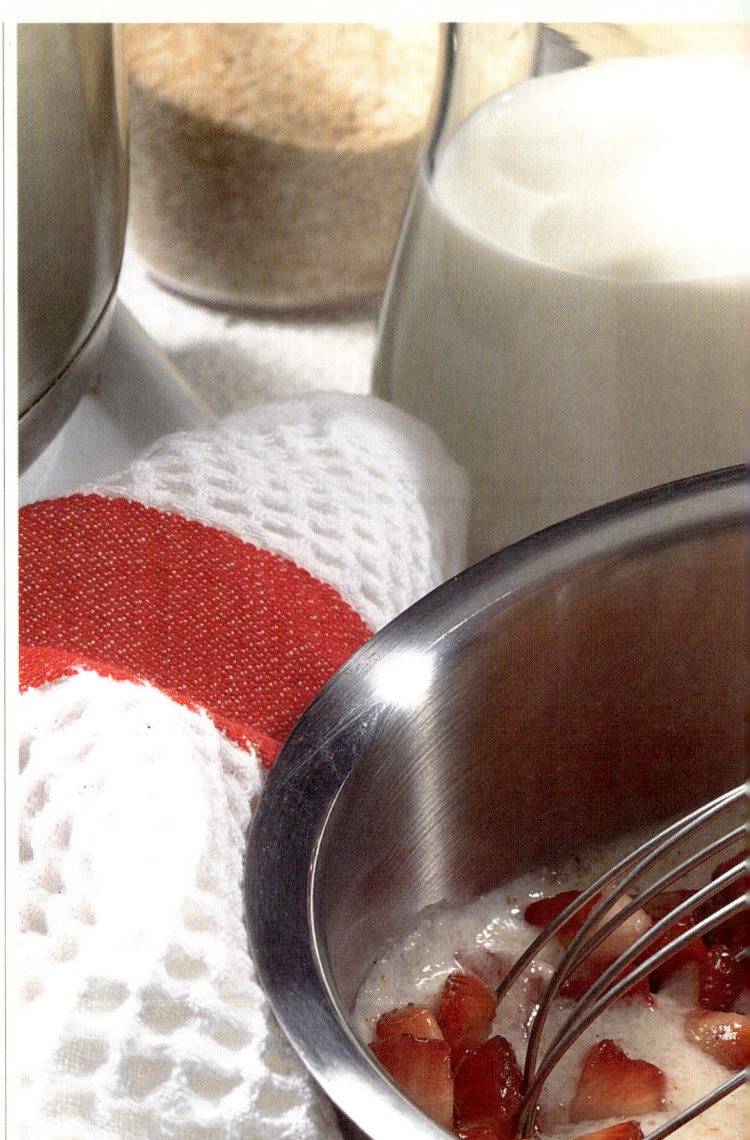

Viele Beschwerden, die während der Therapie auftreten, können durch eine gezielte Ernährung gelindert werden. Folgen Sie bei der Auswahl der Speisen auch Ihrer Intuition und wählen Sie das, was Ihnen schmeckt, Sie stärkt und Ihnen gut tut.

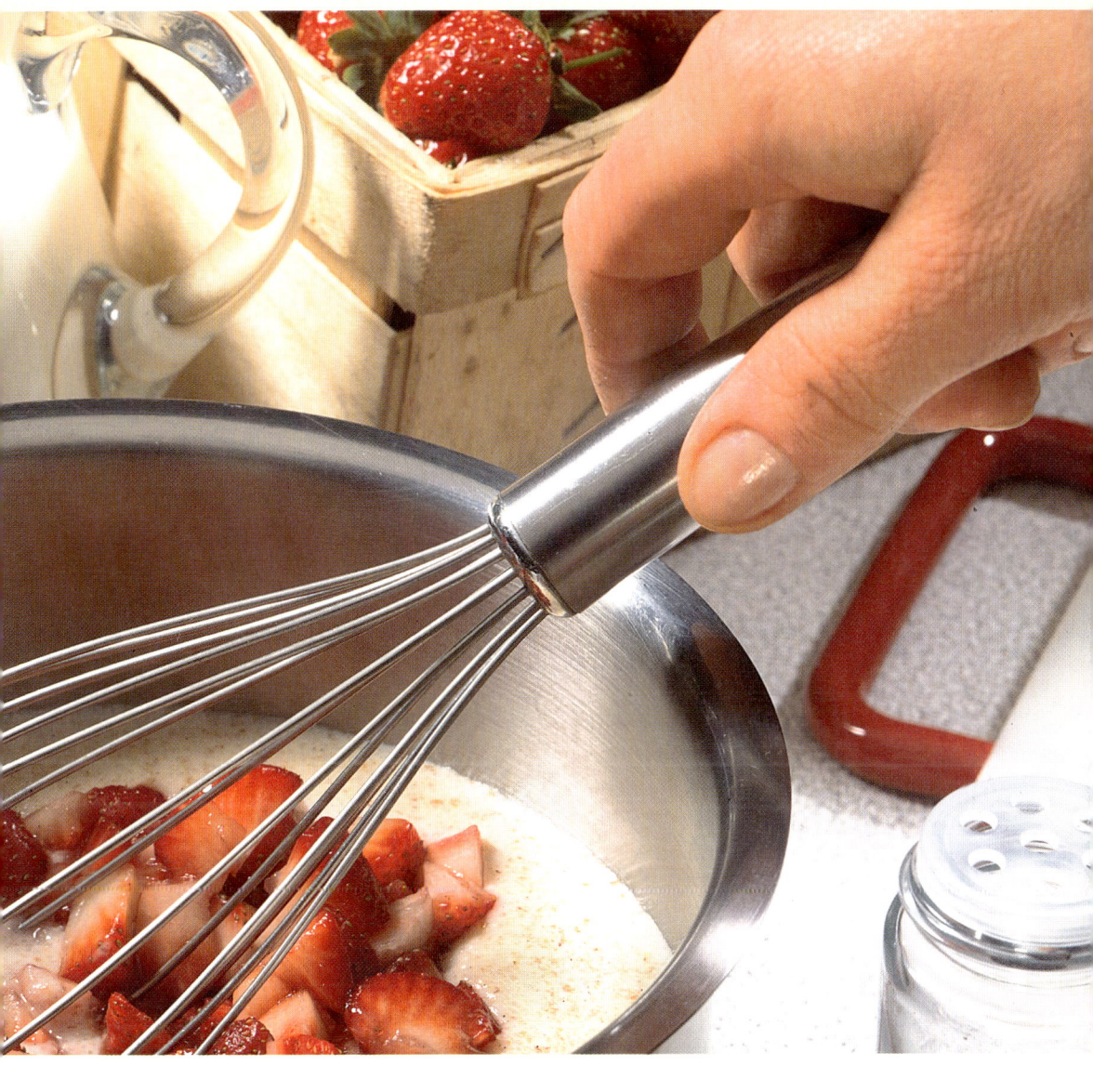

Richtig essen
bei Beschwerden

Beschwerden während der Therapie

Krebspatienten haben häufig Eßprobleme, die sich während der verschiedenen Therapiemaßnahmen – Operationen, Strahlen- und Chemotherapie – verstärken oder durch diese erst auftreten.

Diese Nebenwirkungen haben oft Beschwerden zur Folge, die eine ausreichende Ernährung beeinträchtigen können. Ausmaß und Art der Beschwerden sind von der Erkrankung, der Art und Dosierung der Therapie und dem ursprünglichen Gesundheitszustand des Krebskranken abhängig.

Gefürchtete Beschwerden während der Chemotherapie sind etwa Appetitlosigkeit, Übelkeit, Erbrechen, Verdauungsprobleme, Infekte, Schleimhautentzündungen und Geschmacksveränderungen.

Bei Bestrahlung kann es je nach Bestrahlungsregion zu Übelkeit, Kau- und Schluckbeschwerden, Geschmacks- und Geruchsveränderungen, Mundtrockenheit und Verdauungsproblemen kommen. Die möglicherweise auftretenden Beschwerden sind für viele aber leichter zu ertragen, wenn sie wissen, daß diese nur vorübergehend sind.

Unsere Ernährungsratschläge bei diesen Beschwerden können zunächst nur pauschal sein, da derartige Beeinträchtigungen sehr unterschiedlich sind und erlebt werden. So treten zum Beispiel bei der Behandlung von Tumorerkrankungen im Mund- und Rachenraum unter Umständen ganz andere Schwierigkeiten auf als bei Tumoren des Verdauungstraktes. Selbst bei gleicher Tumorerkrankung können die Beschwerden unterschiedlich stark ausgeprägt sein und hängen von der Wahl des Medikaments, der Dosierung und der individuellen Verträglichkeit ab. Jeder Mensch reagiert also etwas anders. Während ein Patient an Appetitlosigkeit leidet und abnimmt, kann es sein, daß ein anderer zunimmt.

Wie sieht die richtige Ernährung bei Beschwerden aus?

Die Nahrungsmittel sollten individuell ausgewählt, zubereitet und auch auf dem Teller liebevoll angerichtet werden. Ein appetitliches, das Auge ansprechendes Gericht kann das Essen auch bei Beschwerden erleichtern. Dabei ist auch Ihre eigene Mitarbeit ganz wichtig, gerade wenn Geruchs- und Geschmacksstörungen Probleme bereiten. Nur Sie selbst wissen, was Ihnen am besten schmeckt oder was Sie im Moment einfach »nicht riechen können«.

Angehörige und Freunde, die für Sie vielleicht die Einkäufe erledigen und das Essen zubereiten, sind ganz dringend darauf angewiesen, daß Sie sich mitteilen. Äußern Sie unbedingt Ihre Wünsche, Vorlieben und Abneigungen.

Ideal ist es, wenn Sie möglichst viel ausprobieren, damit Sie so lange wie möglich normal essen können.

Bei Beschwerden gilt keine zu strenge Reglementierung, an erster Stelle steht Ihre Lebensqualität.

Info

Ein Ernährungstagebuch, in das Sie alles eintragen, was Sie gegessen haben, kann Ihnen helfen, für Sie bekömmliche bzw. schwer verträgliche Lebensmittel besser herauszufinden.

Leichte Vollkost

Während der Chemo- oder Strahlentherapie wird die sogenannte leichte Vollkost empfohlen. Sie beugt möglichen Beschwerden vor und vermeidet damit unnötige zusätzliche Belastungen.

Die leichte Vollkost unterscheidet sich von der »normalen« Vollkost dadurch, daß unverträgliche Nahrungsmittel möglichst gemieden werden.

Anteil von Krankenhauspatienten in %, die die genannten Lebensmittel nicht vertragen haben:

Hülsenfrüchte	30
Gurkensalat	29
fritierte Speisen	22
Weißkohl	20
CO_2-haltige Getränke	20
Grünkohl	18
fette Speisen	17
Paprikagemüse	17
Sauerkraut	16
Rotkraut	16
süße und fette Backwaren	16
Zwiebeln	16
Wirsing	16
Pommes frites	15
hartgekochte Eier	15
frisches Brot	14
Bohnenkaffee	13
Kohlsalat	12
Mayonnaise	12
Kartoffelsalat	11
Geräuchertes	11

(Kasper 1996)

Essen Sie ausreichend!

Während der Therapien sollten Sie nicht fasten, aber Ihren Körper auch nicht durch Völlereien überfordern. Falls Sie untergewichtig sind, dürfen Sie mehr essen, bei Übergewicht sollten Sie versuchen, etwas weniger zu essen – aber bitte im Rahmen und nicht übertrieben. Machen Sie keine Hungerkuren!

Wenn Sie etwas zunehmen möchten, sollten Sie mehr Beilagen und Snacks zwischendurch einplanen. Ideal sind pflanzliche Produkte, vor allem Vollkornlebensmittel. Aber auch an die Verträglichkeit denken! Das empfohlene Verhältnis der Grundnährstoffe ändert sich dabei nicht (siehe Seite 12).

Problematische Lebensmittel

Meiden Sie fette Gerichte, grobes frisches Brot, alles Blähende, Alkohol, Getränke mit viel Kohlensäure, scharfe Gewürze, sehr saures und unreifes Obst.

Besonders blähende Gemüse wie getrocknete Erbsen, Bohnen, Linsen, aber auch Zwiebeln, Lauch und Kohl werden sehr schlecht vertragen. Auch stark gewürzte, zu heiße oder zu kalte Speisen sind nicht empfehlenswert.

Die Zubereitung

Kochen Sie möglichst fettarm, verzichten Sie auf scharf Angebratenes. Auf Seite 69 können Sie über die richtige Zubereitung mehr erfahren.

Falls Sie Medikamente nehmen müssen, die Ihre Immunabwehr stark schwächen (fragen Sie den Arzt!), müssen Sie auf größtmögliche Keimarmut achten: Gekochtes bevorzugen, Obst schälen, auf Vorzugsmilch und Schimmelkäse verzichten.

Appetitlosigkeit

Die meisten Patienten haben im Laufe der Therapie wenig Appetit. Da der Appetit erheblich schwanken kann, ist es wichtig, daß Sie immer dann etwas essen, wenn sich der Appetit einstellt.

Normalerweise ist der Hunger morgens am größten. Daher sollten Sie den Tag mit einem kräftigen Frühstück beginnen.

Falls überhaupt kein Appetit oder Hungergefühl aufkommt, helfen vielleicht die Lieblingsspeisen, wieder Lust am Essen zu bekommen.

Denken Sie daran, daß mit der Nahrung der Körper nicht nur Energie, sondern auch Nährstoffe aufnimmt. So liefern süße Gerichte und Süßigkeiten viele »leere« Kalorien, aber wenig Nährstoffe. Sie sollten sich jedoch nicht zu sehr unter Druck setzen. Es hilft wenig, bestimmte Nahrungsmittel in sich hineinzuzwingen, die zwar gesund sind, Ihnen aber im Moment nicht schmecken. Das kann Ekelgefühle hervorrufen, die Ihnen das Essen vielleicht für Tage vergällen.

Eine Auswahl verschiedener, auch fürs Auge ansprechender Speisen kann den Appetit anregen. In Gesellschaft mit Freunden oder der Familie »ißt« es sich häufig besser.

Manchen Kranken hilft es, einen Stundenplan mit festen Zeiten für die Mahlzeiten und die Zwischenmahlzeiten als Gerüst für den Tag aufzustellen.

Unsere Tips!

- immer dann essen, wenn Sie Appetit haben
- das bevorzugen, worauf Sie Lust haben
- lieber kleine Portionen alle paar Stunden zu sich nehmen, große Portionen schrecken häufig ab
- starke Essensgerüche vermeiden: Räume gut lüften, die Speisen abdecken und erst kurz vor dem Servieren aufdecken
- gekochte Gerichte etwas abkühlen lassen, dann ist der Geruch nicht mehr so intensiv
- für zwischendurch immer kleine Snacks zur Hand haben – auch nachts
- fertige Gerichte bereithalten, eventuell einfrieren, damit Sie bei plötzlichem Appetit sofort etwas parat haben – bei langwierigen Zubereitungen vergeht der Appetit häufig wieder
- die Speisen appetitlich und mit Liebe anrichten, den Tisch hübsch decken
- beim Kochen wenig würzen, selbst nachwürzen beim Essen
- zwischen den Mahlzeiten trinken, nicht während des Essens, weil Flüssigkeit den Magen füllt und dann schneller satt macht
- appetitanregende Getränke vorrätig haben: Obstsäfte und pikant gewürzte Gemüsesäfte, Milchmixgetränke, Sauermilchprodukte
- ein Aperitif, etwa ein Gläschen Sherry oder Wermut eine Stunde vor dem Essen genossen, kann Wunder wirken; sprechen Sie aber mit Ihrem Arzt, ob Sie Alkohol trinken dürfen

Übelkeit und Erbrechen

Übelkeit vor, beim oder nach dem Essen hängt oft mit der Therapie zusammen und ist meist vorübergehend. Abhängig davon, wie lange sie anhält, sollte der Patient während dieser Zeit immer wieder versuchen, etwas zu essen.

Vor einer Chemotherapie, bei ausgeprägter Übelkeit, lieber keine Lieblingsspeisen essen, da diese unbewußt sonst mit Übelkeit »gekoppelt« werden und dann auf Dauer verleidet bleiben.

Zwingen Sie sich vor der Chemotherapie nicht, etwas zu essen, wenn Ihnen nicht danach zumute ist.

Viele Patienten haben Angst vor Übelkeit und Erbrechen während der Chemotherapie. Daß auch Angst diese Nebenwirkung hervorrufen kann, zeigt eine Untersuchung, bei der Patienten statt der wirksamen Substanz ein Scheinmedikament (Placebo) bekamen und darauf trotzdem unter den befürchteten Symptomen litten.

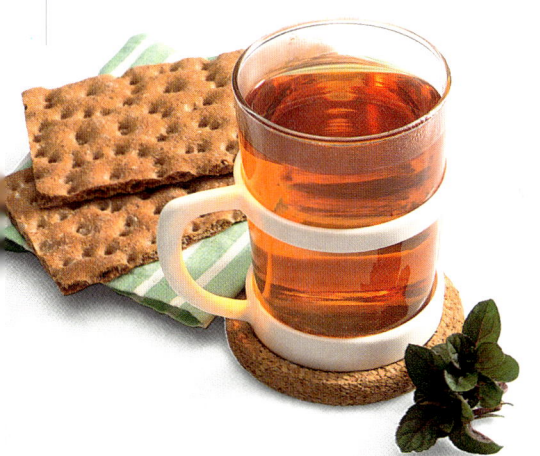

Unsere Tips!

- unangenehme Essensgerüche meiden
- geruchsarme Nahrungsmittel essen
- kalte Speisen und Getränke bevorzugen, sie haben keinen so starken Geruch
- zu rasches Essen und Trinken vermeiden
- auf gründliches Kauen achten
- viele kleine Mahlzeiten mit leicht verdaulicher Kost zu sich nehmen
- besonders süße und fetthaltige Nahrungsmittel meiden
- heiße und stark gewürzte Speisen meiden
- »trockene« Nahrungsmittel wie Knäckebrot, Brötchen, Toastbrot, Kekse essen, vielleicht schon vor dem Aufstehen, das kann Übelkeit gleich morgens lindern
- nach dem Essen Pfefferminztee trinken oder Zähne putzen
- wenn möglich, sollte der Patient nicht selbst kochen
- auf appetitliches Aussehen der Speisen achten

Bei häufigem Erbrechen ist es wichtig, daß der Patient genug Flüssigkeit und Salz zu sich nimmt, um eventuelle Verluste auszugleichen. Ob es angebracht ist, zusätzlich Vitamine und Spurenelemente in Tablettenform zu nehmen, sollten Sie mit Ihrem Arzt abklären. Er wird auch entscheiden, ob in bestimmten Fällen eine künstliche Ernährung notwendig ist.

Info

Gegen Übelkeit und Erbrechen gibt es wirksame Medikamente. Falls Ihnen Ihr Arzt diese Medikamente nicht anbietet, sprechen Sie ihn darauf an.

Kau- und Schluckbeschwerden

Bei Kau- und Schluckbeschwerden sollten Sie vor allem feste, bröselige oder trockene Speisen meiden.

Ideal sind weiche, milde Nahrungsmittel und Gerichte wie beispielsweise Milchsuppen, Cremesuppen, weicher Käse, Joghurt, cremiger Quark, passierte Kost, Kartoffelbrei und fein geriebene Rohkost. Falls das Schlucken an sich keine Beschwerden verursacht, können heiße und kalte Getränke weiterhelfen, da sie den Schluckreflex erhöhen.

Unsere Tips!

- kühle oder gekühlte Speisen essen, sie können Schmerzen lindern, wie zum Beispiel gekühltes Apfelmus oder Pudding
- sehr heiße Gerichte vermeiden
- krümelige Nahrungsmittel, beispielsweise Toastbrot, Kekse, Zwieback und Cracker meiden oder einweichen und dann zusammen mit cremigen Nahrungsmitteln essen
- Nahrungsmittel, die in ihrer Konsistenz verkleben, etwa gekochtes Eigelb oder trockener Quark, mit flüssigen Nahrungsmitteln wie beispielsweise Milch vermischen
- Butter oder Sahne zum Essen dazugeben, dann fällt das Schlucken leichter
- Speisen im Mixer pürieren
- kohlensäurehaltige Getränke meiden
- Babynahrung im Gläschen, die vielleicht nachgewürzt werden muß, verwenden
- falls das Schlucken selbst keine Probleme verursacht, bittere und saure Lebensmittel verdünnen oder meiden, sie können bei Schleimhautverletzungen »brennen«

Nehmen Sie nicht zuviel auf einmal in den Mund und kauen Sie gründlich. In unserem Schonkost-Rezeptteil ab Seite 40 finden Sie zahlreiche Rezepte, die Ihnen bei Kau- und Schluckbeschwerden helfen können.

Bei Schluckbeschwerden kann es Ihnen helfen, mit dem Strohhalm zu trinken.

Saure Lebensmittel, vor allem Früchte wie Ananas, Johannisbeeren, Rhabarber, Sauerkirschen und alle Zitrusfrüchte werden bei Schluckbeschwerden meist als unangenehm empfunden. Denken Sie auch an die Säure von Tomaten, Essig oder Obstsäften.

Daneben sind bittere Lebensmittel zu meiden, dazu zählen Endiviensalat, Gurke, Artischocken, Kürbis, Tomaten, geröstete Lebensmittel, auch Kaffee und Tee gehören wegen ihrer Bitterstoffe dazu.

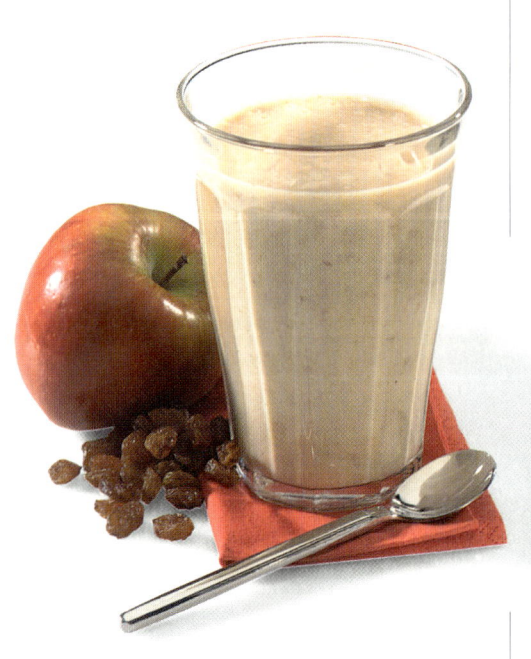

Mundtrockenheit

Eine typische Begleiterscheinung bei Krebserkrankungen ist eine trockene Mundschleimhaut, die durch Medikamente, Strahlen- oder Chemotherapie hervorgerufen werden kann. Diese Nebenwirkung läßt sich leider nicht ganz vermeiden, auch nicht durch viel Trinken.

Es gibt aber eine Reihe von Maßnahmen, die bei Mundtrockenheit helfen können:

Unsere Tips!

- bevorzugen Sie wasserhaltige Nahrungsmittel, wie beispielsweise Obst, Obstkompotte, flüssige Milchprodukte und Suppen
- Gerichte mit viel Sauce essen
- trinken Sie häufiger einen kleinen Schluck, um den Mund zu befeuchten
- Zitrusfrüchte sind die besten Zwischenmahlzeiten
- Pfefferminz- und Zitronentee regen den Speichelfluß an, ebenso wie saure Bonbons und Kaugummi

Verändertes Geschmacksempfinden

Während der Chemo- oder der Strahlentherapie schmeckt möglicherweise vieles anders als gewohnt oder weniger intensiv, da die Geschmacksschwelle für »bitter« herabgesetzt und für »süß« höher ist.

Konkret heißt das, daß Sie süße Speisen stärker süßen müssen, um die Geschmacksempfindung »süß« wahrzunehmen. Bei bitteren Speisen ist das Gegenteil der Fall, schnell wird etwas als bitter empfunden, was sonst nicht bitter schmeckt. So ist auch die Abneigung gegenüber eiweißhaltigen Nahrungsmitteln wie etwa Rind- und Schweinefleisch zu erklären.

Fisch und Geflügel dagegen schmecken vielen Patienten auch während der Therapie. Bitte achten Sie darauf, daß Sie bei Abneigung gegen Fleisch diese Eiweißlieferanten durch andere eiweißreiche Lebensmittel ersetzen und auch günstige Eiweißkombinationen nutzen (siehe Seite 14).

Bei verändertem Geschmacksempfinden hat es sich bewährt, für Krebskranke zusätzlich Gewürze bzw. Süßes auf den Tisch zu stellen, damit sie nachwürzen können, wenn ihnen ein Gericht zu fade schmeckt.

Unsere Tips!

- Speisen mit Kräutern, Gewürzen und Saucen (zum Beispiel Sojasauce) anrichten, auch mit Knoblauch und Zitronensaft
- Fleisch, Fisch und Geflügel mit Wein, Fruchtsaft oder Sojasauce marinieren
- halten Sie sich an die Nahrungsmittel, die Ihnen gut schmecken
- bei Abneigung gegen Fleisch und Wurst: greifen Sie zu Milch und Milchprodukten, Eiern, Tofu und Fisch
- bittere Getränke wie ungesüßter schwarzer Tee, Fruchtsäfte, Bitter-Lemon oder Tonic Water können helfen, den schlechten Geschmack im Mund loszuwerden
- Bonbons und Kaugummi helfen auch bei schlechtem Geschmack, weil sie den Speichelfluß anregen
- saure Nahrungsmittel essen und trinken, da sie den Schleim im Mund etwas lösen, so daß das Essen besser geschmeckt wird

Geschmacksverlust?

Falls Geschmacksverlust eintritt, verliert das Essen zunächst völlig seinen Reiz. Aber auch dann können Sie etwas tun:

- gestalten Sie die Mahlzeiten abwechslungsreich durch verschiedene Farben, Formen und unterschiedliche Beschaffenheit der einzelnen Gerichte
- essen Sie beispielsweise zuerst etwas Körniges (ein Getreidegericht), dann etwas Weiches (gekochtes Gemüse, Joghurt) und zum Schluß etwas Knackiges, also Knäckebrot oder Kekse

Durchfall

Die wichtigsten Verhaltensmaßregeln bei Durchfall sind: leicht verdauliche, salzhaltige Gerichte essen und viel trinken.
Nahrungsmittel mit reichlich Ballaststoffen, besonders mit viel Cellulose wie Hülsenfrüchte oder Vollkornprodukte sind erfahrungsgemäß schwer verdaulich. Andere Ballaststoffe wie die Pektine im Obst bereiten weniger Probleme und können auch bei Durchfall gegessen werden, da sie eine Regulierung des Stuhls begünstigen. Ganz besonders bewährt haben sich bei Durchfall zerdrückte Bananen oder geriebene Äpfel.

Unsere Tips!

- fette oder blähende Kost meiden
- geriebener Apfel, Reis- oder Haferschleim, schwarzer Tee, der fünf Minuten gezogen hat, helfen weiter
- pektinreiches Obst essen wie Äpfel, Banane, Möhren
- kaliumreiche Nahrungsmittel wie Bananen und Aprikosen bevorzugen
- ganz wichtig: reichlich Flüssigkeit, täglich 2,5–3 Liter Mineralwasser, ungesüßter Tee und Brühe
- verwenden Sie statt frischer Milch Sauermilcherzeugnisse wie Joghurt, Dickmilch und Kefir
- bei Unverträglichkeit von Milchzucker oder Milchprotein Milch ganz weglassen, auf Sojamilch und Produkte aus Sojamilch ausweichen
- Alkohol, Kaffee und kohlensäurehaltige Getränke meiden
- wenig frisches Obst
- viele kleine Mahlzeiten einplanen
- bei schwerem oder lang anhaltendem Durchfall unbedingt den Arzt informieren, da der Verlust an Mineralstoffen und Vitaminen eventuell durch Zusatzpräparate ausgeglichen werden muß

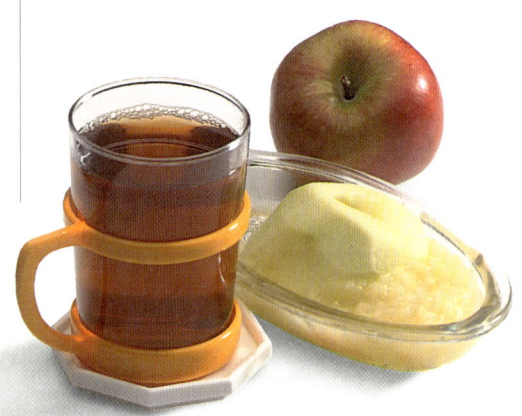

Verstopfung

Verstopfung ist mit einer ballaststoffreichen Ernährung am besten zu behandeln, das heißt, Sie sollten mindestens 40 g Ballaststoffe am Tag, bei Verträglichkeit auch bis zu 60 g pro Tag aufnehmen und dazu viel trinken. Ballaststoffe sind für den Darm sehr wichtig, da sie das Wasser im Darm binden, das Stuhlvolumen vergrößern und dadurch die Darmtätigkeit anregen. Da Getreide viel Ballaststoffe mit besonders hoher Quellfähigkeit enthält, sollten Sie bei Verstopfung täglich Vollkornprodukte essen. Selbstverständlich gilt auch hier: gründlich kauen. Bei Verstopfung hilft neben einer ballaststoffreichen Ernährung viel zu trinken, und zwar mindestens 3 Liter am Tag.

Info

Isolierte Ballaststoffe (oder Weizenkleie) sind bei Verstopfung nicht zu empfehlen. Diese Ballaststoffpräparate können sogar zu Verstopfung führen, wenn nicht ausreichend getrunken wird.

Wer ballaststoffreiche Nahrung nicht gewohnt ist, verträgt sie am Anfang oft nicht: Bauchschmerzen, unangenehme Blähungen und ein Völlegefühl können sich einstellen. In der Regel verlieren sich diese Anfangsschwierigkeiten nach wenigen Tagen, manchmal dauert es auch Wochen. Deshalb sollten Sie sich langsam an die ballaststoffreiche Kost gewöhnen. Wie Sie am besten auf Vollwert-Ernährung umstellen können, steht auf den Seiten 60 und 61.

Wichtig!

Bei hartnäckiger Verstopfung oder immer wiederkehrenden Problemen sollten Sie unbedingt mit Ihrem Arzt sprechen, damit geklärt werden kann, ob eine tumorbedingte Verstopfung vorliegt, die zu Darmverschluß führen kann.

Bei Verstopfung helfen besonders folgende ballaststoffreiche Nahrungsmittel:

Gemüse:	Bohnen
	Brokkoli
	Erbsen
	Fenchel
	Grünkohl
	Sprossen
	Linsen
	Rosenkohl
	Sprossen
	Zuckermais
Obst:	Birnen
	Brombeeren
	Himbeeren
	Johannisbeeren
	Trockenobst, eingeweicht
Getreide:	Weizen
	Roggen
	Hafer
	Gerste
	Reis
	Hirse
	Mais
	Buchweizen
	Quinoa
	Amaranth

Völlegefühl

Es kann vorkommen, daß Sie bereits nach wenigen Bissen ein Völlegefühl spüren und nichts mehr essen können.

Die Gründe dafür sind ein verminderter Fluß von Verdauungsenzymen sowie eine langsamere Verdauung und eine mögliche Zerstörung der Dünndarmzellen.

Falls Sie unter Völlegefühl leiden, lesen Sie bitte unter dem Stichwort »Appetitlosigkeit« auf Seite 32 nach. Die gleichen Empfehlungen gelten hier auch. Achten Sie vor allem auf kleine und dafür häufige Mahlzeiten.

Übergewicht

Wenn das Körpergewicht mehr als 10% über dem Normalgewicht liegt (Normalgewicht in kg ergibt sich aus der Körpergröße in cm minus 100), spricht man von Übergewicht.

Übergewicht ist ein Risikofaktor für die Entstehung verschiedener Zivilisationskrankheiten wie Herz-Kreislauf-Erkrankungen, Bluthochdruck, Diabetes und Gicht, aber auch für einige Krebserkrankungen.

Da eine ausreichende Nährstoffzufuhr besonders für Krebskranke wichtig ist, sollten sich Übergewichtige an eine nährstoffreiche, aber relativ energiearme Kost halten.

Auch wenn Sie abnehmen möchten, sollten Sie es nicht mit einer Radikaldiät tun, sondern eher langsam, da schnelles Abnehmen den Stoffwechsel und die Ausscheidungsorgane belastet. Strenges Fasten ist für Krebskranke ungeeignet, da sie die Nährstoffe dringend zur Stabilisierung brauchen (siehe Seite 8).

Folgende Tips sollten Sie beachten, wenn Sie abnehmen wollen:

Unsere Tips!

- Nahrungsmittel mit geringer Energiedichte essen: Gemüse, Obst und Vollkornprodukte
- Fett, Zucker und Weißmehlprodukte möglichst meiden

Abnehmen und Untergewicht

Viele Krebspatienten nehmen in der Zeit der Therapie ab. Das kann zum einen an der Krankheit selbst liegen, es hängt aber häufig auch mit der Art der Tumorbehandlung zusammen. Ein zu starker Gewichtsverlust vor oder während der Therapie ist nicht wünschenswert, aber nicht immer bedrohlich. Falls Sie aber aufgrund von Eßproblemen abnehmen, sollten Sie versuchen, mit Hilfe unserer Tips die Beschwerden zu lindern, um ein übermäßiges Abnehmen zu verhindern.

Unsere Tips!

- Geizen Sie nicht mit energiereichen Nahrungsmitteln wie Butter, Sahne, Crème fraîche und Öl; Fett ist ein guter Energielieferant
- Getränke und Desserts mit Honig und Sirup süßen
- trinken Sie nährstoffhaltige Getränke wie Milch, Milchmixgetränke, Obst- und Gemüsesäfte
- Nüsse, Trockenfrüchte, Studentenfutter und Schokolade für zwischendurch bereitstellen

Krebserkrankungen des Verdauungstraktes

Tumore im Bereich des Verdauungstraktes haben eine besonders enge Beziehung zur Ernährung. Dies gilt nicht nur für die Entstehung, sondern auch für die Art der Beschwerden. Je nachdem, wo sich ein Tumor befindet und welche Therapiemaßnahme getroffen wurde, können unterschiedliche Störungen auftreten, die die Funktion des Organs betreffen. Wenn Symptome länger andauern, beispielsweise noch nach der Entlassung aus dem Krankenhaus, können Sie nach Absprache mit dem Arzt Initiativen zur Linderung ergreifen.

Mund-, Hals- und Speiseröhrenkrebs

Patienten mit Mund-, Hals- und Speiseröhrenkrebs haben häufig Probleme mit dem Kauen und Schlucken. Ihnen sind passierte oder halbfeste Speisen zu empfehlen, bröselige und trockene Gerichte sind schwerer zu schlucken. Weitere Hinweise finden Sie auf Seite 34.

Darmkrebs

Wenn größere Teile des Dünndarms entfernt wurden, können Nahrungsbestandteile vom Körper möglicherweise nicht mehr richtig aufgenommen werden. Wenn größere Teile des Dickdarms fehlen, kann der Wassergehalt des Speisebreis verändert sein, so kann es zu Durchfall oder Verstopfung kommen. Wie Sie sich in diesen Fällen am besten helfen können, steht auf den Seiten 36 und 37. Eine Stuhlregulierung ist auch bei Patienten mit einem künstlichen Darmausgang von großer Bedeutung für die Lebensqualität.

Magenresektion

Patienten, bei denen der Magen teilweise oder ganz entfernt wurde, können unter Druck- und Völlegefühl, Aufstoßen und Erbrechen leiden. Dies sind Zeichen einer verminderten Kapazität der Verdauungsorgane oder einer veränderten Passagegeschwindigkeit des Speisebreis.

Folgende Maßnahmen haben sich bei diesen sogenannten Symptomen des »kleinen Magens« bewährt:

Unsere Tips!

- viele kleine Mahlzeiten am Tag essen
- feste und flüssige Speisen getrennt essen
- gezuckerte und stark gesalzene Speisen und Getränke meiden
- Mehlspeisen und Zucker meiden
- Milch bei Unverträglichkeit meiden, Sauermilchprodukte austesten
- Heißes und Kaltes meiden
- langsam essen und gut kauen
- Milchzucker und Einfachzucker reduzieren

Bauchspeicheldrüsenkrebs

Die Bauchspeicheldrüse besitzt für die Verdauung eine sehr wichtige Funktion. Sie produziert Verdauungssäfte zur Aufspaltung der Nahrung, aber auch Insulin zur Regulierung des Blutzuckers. Ob nach einer Teilentfernung der Bauchspeicheldrüse die natürliche Funktion des Restorgans ausreicht oder ob Verdauungsenzyme bzw. Insulin zusätzlich zugeführt werden müssen, entscheidet der Arzt. Es kann dann sinnvoll sein, generell fettarm zu essen, bestimmte Fette (Fettsäuren mittlerer Länge) zu verwenden und auf die Qualität der Kohlenhydrate zu achten.

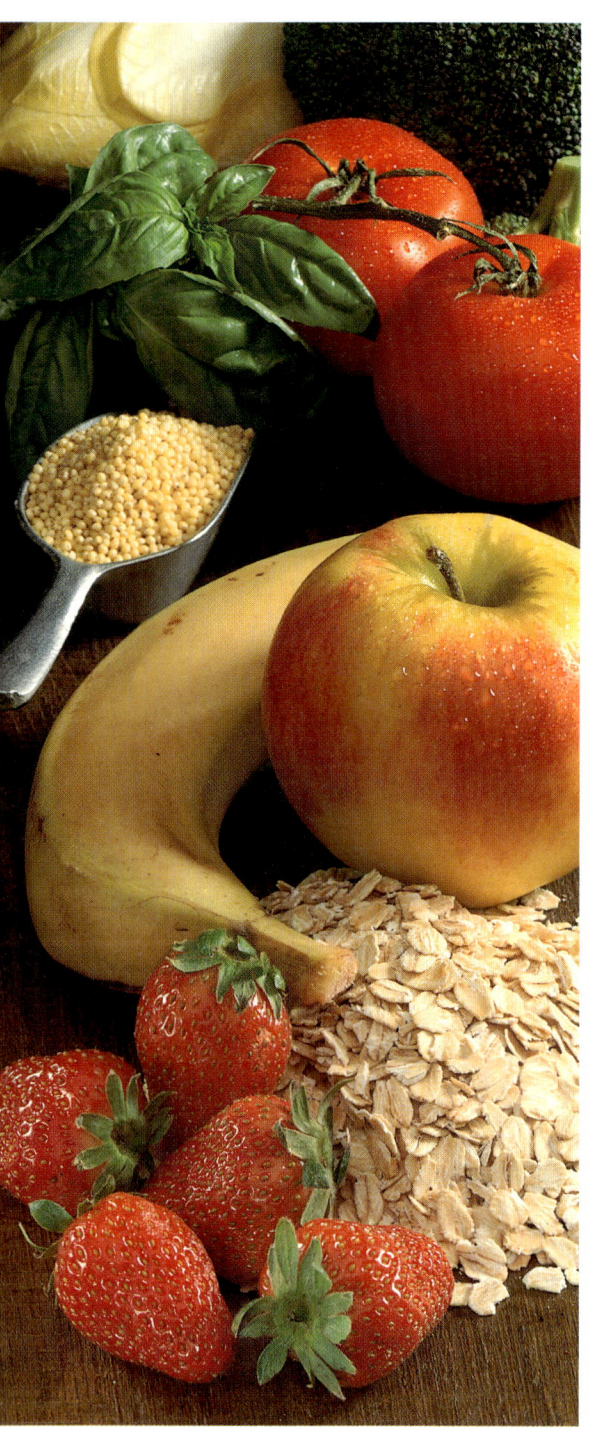

Müsli-Drink

■ Aufbaukost

1 EL Sultaninen, Rosinen oder Korinthen
$1/2$ kleiner Apfel
2 EL Vollkornhaferflocken
1 Prise Zimt
1 TL Haselnußmus (aus dem Reformhaus
oder Bioladen)
1–2 TL Sahne oder 1–2 EL Joghurt nach
Belieben

■ etwa: 1074 kJ/257 kcal
   5 g E, 11 g F, 34 g KH, 4 g Bst
■ Zubereitungszeit: 10 Minuten

1. Die Sultaninen, Rosinen oder Korinthen
in einem Sieb waschen, dann mit $1/4$ l Wasser in einen kleinen Topf geben. Den Apfel
schälen, vom Kernhaus befreien, kleinschneiden und direkt dazugeben.

2. Die Haferflocken und den Zimt darunterrühren und alles 3 Minuten kochen lassen.
Vom Herd nehmen, 1–2 Minuten abkühlen
lassen.

3. Das Nußmus hinzufügen und den Drink
mit dem Pürierstab oder im Mixer fein mixen. Die Sahne oder den Joghurt nach Belieben darunterrühren.

Schoko-Drink mit Birne: *Variante*
Ersetzen Sie den Apfel durch
1 Birne und rühren Sie mit den
Haferflocken 2 Teelöffel Kakaopulver
ein.

Getreide-Beeren-Shake

■ Mineralstoffreich

Je 1 TL Quinoa, Hirse und Buchweizen
60 g Erdbeeren oder Himbeeren, frisch oder
tiefgekühlt und angetaut
2–3 TL Ahornsirup (ersatzweise heller
Blütenhonig)
1 EL Sahne

■ etwa: 740 kJ/177 kcal
  3 g E, 5 g F, 29 g KH, 4 g Bst
■ Zubereitungszeit: 5 Minuten
■ Garzeit: 10–15 Minuten

1. Die Körner mit $^1/_4$ l Wasser in einem kleinen Topf zugedeckt bei kleiner Hitze in 10–15 Minuten weich kochen lassen.

2. Inzwischen die Beeren wenn nötig waschen, putzen und in ein hohes Mixgefäß oder in den Mixer füllen.

3. Den Topf vom Herd nehmen, den Inhalt über die Beeren gießen und alles mit einem Pürierstab oder im Mixer fein mixen. Mit dem Ahornsirup süßen und mit der Sahne verrühren.

Mit Möhren: Statt Beeren
1 mittelgroße Möhre schälen,
waschen, klein würfeln und zusammen mit den Körnern garen.

Varianten

Ohne Milch: Statt Sahne dem Shake vor dem Mixen 1 Teelöffel Mandelmus hinzufügen.

Der Drink schmeckt auch gut, wenn Sie nur eine Getreidesorte verwenden.

Bananen-Mix

■ Magnesiumreich

1 mittelgroße, vollreife Banane
2 EL Schmelzflocken · 1 TL Haselnußmus
1 Spritzer Zitronensaft · 1–2 TL Ahornsirup

■ etwa: 966 kJ/231 kcal
  4 g E, 7 g F, 37 g KH, 3 g Bst
■ Zubereitungszeit: 5 Minuten

1. Die geschälte Banane mit 200 ml abgekochtem Wasser, den Schmelzflocken und dem Nußmus mit dem Pürierstab pürieren.

2. Bananen-Mix mit dem Zitronensaft und dem Ahornsirup aromatisieren.

Reis-Apfel-Mix

■ Sehr bekömmlich

1 mittelgroßer Apfel
1 EL feingemahlener Naturreis (ersatzweise
2 EL Reisflocken) · 1 Prise Zimt · 1–2 TL Honig

■ etwa: 686 kJ/164 kcal
  1 g E, 1 g F, 38 g KH, 3 g Bst
■ Zubereitungszeit: 10 Minuten

1. Den Apfel vierteln, schälen, vom Kernhaus befreien, grob würfeln. Zusammen mit dem Reismehl und dem Zimt in $^1/_4$ l Wasser unter gelegentlichem Umrühren in 5 Minuten weich kochen lassen.

2. Apfelbrei vom Herd nehmen, 1–2 Minuten abkühlen lassen und mit einem Pürierstab mixen, dann mit dem Honig würzen.

Schmelzflockenbrei

■ Besonders schonend

Salz
6 EL Schmelzflocken
1 TL Mascarpone (ersatzweise 1 EL Joghurt)
$^1/_2$ TL feingeschnittenes Basilikum nach
Belieben
1 Prise Paprikapulver, edelsüß, nach Belieben

■ etwa: 539 kJ/129 kcal
5 g E, 3 g F, 20 g KH, 2 g Bst
■ Zubereitungszeit: 10 Minuten

1. 200 ml Wasser mit 1 Prise Salz aufkochen lassen, dann vom Herd nehmen. Die Schmelzflocken mit einem Schneebesen einrühren.

2. Den Mascarpone, das Basilikum und eventuell das Paprikapulver mit dem Schneebesen daruntermischen. Noch warm servieren.

Süß: Statt Salz, Basilikum und *Varianten* Paprikapulver 1–2 Teelöffel Honig und eventuell 1 kleine Prise Zimt unter den fertigen Brei rühren.

Ohne Milch: Statt Mascarpone oder Joghurt 1 Teelöffel Mandel- oder Haselnußmus verwenden.

Haferschleim: Aus Wasser, *Tip!* Salz und nur 2–3 Eßlöffeln Schmelzflocken können Sie dieses klassische Schonkostgericht zubereiten. Haferschleim ist warm oder abgekühlt eine sehr schonende Mahlzeit und auch zum Mischen mit Saft geeignet (siehe Seite 150/151).

Quarkbrei

■ Reich an Milchsäure

1–2 TL Speisestärke
125 g Magerquark
Salz
je 1–2 TL gehackte Petersilie und Schnittlauchröllchen
1 Prise Paprikapulver, edelsüß, nach Belieben

■ etwa: 500 kJ/120 kcal
17 g E, 0,4 g F, 11 g KH, 0,5 g Bst
■ Zubereitungszeit: 10 Minuten

1. Die Stärke mit dem Schneebesen in $^1/_8$ l kaltes Wasser einrühren, alles unter ständigem Rühren einmal aufkochen lassen, dann den Topf vom Herd nehmen.

2. Den Brei 1–2 Minuten abkühlen lassen, dann den Quark und 1 Prise Salz mit dem Schneebesen klümpchenfrei einrühren. Die Petersilie und den Schnittlauch und eventuell das Paprikapulver daruntermischen.

Süß: Die Gewürze und die *Varianten* Kräuter weglassen und den fertigen Brei mit 1–2 Teelöffeln Zuckerrohrgranulat süßen, mit 1 Prise feingemahlener Vanille und 1 Spritzer Zitronensaft würzen.

Ohne Milch: Den Stärkebrei aus 200 ml Wasser und 3 Teelöffeln Speisestärke kochen und statt Quark 1 Eßlöffel Mandelmus darunterrühren.

Flüssiges Roggen-brot

■ Reich an Milchsäure

$^1/_8$ l Sauerkrautsaft (bei Magenproblemen Wasser)
2 EL Roggenvollkornmehl
1 Prise gemahlener Kümmel oder
$^1/_2$ TL Kümmelsamen
1 EL Mascarpone
Salz nach Belieben

■ etwa: 620 kJ/148 kcal
  6 g E, 7 g F, 14 g KH, 3 g Bst
■ Zubereitungszeit: 15 Minuten

1. Den Sauerkrautsaft mit $^1/_8$ l Wasser in einen kleinen Topf geben. Das Mehl und den Kümmel mit dem Schneebesen in die Flüssigkeit rühren und alles unter gelegentlichem Rühren 10 Minuten köcheln lassen.

2. Den Brei vom Herd nehmen, den Mascarpone mit dem Schneebesen darunterrühren und eventuell mit Salz würzen.

Mit Buchweizen: Statt Roggen- *Varianten*
mehl können Sie auch Buch-
weizenmehl verwenden.

Ohne Milch: Mascarpone kann durch
1–2 Teelöffel Öl ersetzt werden.

Der Brei regt die Darmtätigkeit
an und ist bei Neigung zu Durch-
fällen nicht geeignet.

Polentabrei

■ Energiereich

3 EL feiner Maisgrieß
1 Prise Salz
1 EL Schmand oder Crème fraîche
1–2 TL gehackte Petersilie
1 Prise Paprikapulver, edelsüß,
nach Belieben
1 EL frisch geriebener Gouda oder
Edamer nach Belieben

■ etwa: 571 kJ/137 kcal
  4 g E, 6 g F, 16 g KH, 2 g Bst
■ Zubereitungszeit: 15 Minuten

1. Den Grieß und das Salz mit dem Schnee-besen in $^1/_4$ l Wasser einrühren und unter gelegentlichem Rühren 10 Minuten kochen lassen.

2. Den Topf vom Herd nehmen. Den Schmand oder die Crème fraîche und die Petersilie unter den Brei rühren. Nach Belieben mit Paprika würzen und den Käse daruntermischen. Eventuell mit Salz nachwürzen.

Süß: Statt Salz, Petersilie, *Varianten*
Paprikapulver und Käse 50 g
Trockenpflaumen ohne Stein klein
würfeln und mit dem Wasser in den
Topf geben. Den fertigen Brei mit Schmand,
Crème fraîche oder Sahne verfeinern und
eventuell mit 1 Prise gemahlener Vanille
würzen.

Ohne Milch: Statt Schmand oder Crème
fraîche können Sie auch 1–2 Teelöffel Butter
oder Walnußöl verwenden.

Gerstenbrei mit Heidelbeeren

- Mineralstoffreich

2 EL feingemahlene Nacktgerste oder feingemahlene Gerstengraupen (ersatzweise 4 EL Flocken)
60 g Heidelbeeren, frisch oder tiefgekühlt und angetaut
1 EL Birnendicksaft · 1 EL Sahne

- etwa: 811 kJ/194 kcal
  3 g E, 5 g F, 33 g KH, 4 g Bst
- Zubereitungszeit: 10 Minuten

1. Die gemahlene Gerste mit 200 ml kaltem Wasser glattrühren und zugedeckt bei kleiner Hitze in 5 Minuten weich kochen lassen.

2. Inzwischen frische Beeren waschen und verlesen. Die Beeren in ein Schüsselchen füllen, den Birnendicksaft darübergeben. Den Topf vom Herd nehmen und den Brei über die Beeren gießen. Alles mit der Sahne verrühren. Den Gerstenbrei noch warm oder abgekühlt servieren.

Ohne Milch: Um die Sahne zu ersetzen, können Sie 1 Teelöffel Sesam- oder Haselnußmus mit 1–2 Eßlöffeln von dem Brei glattrühren, dann unter den Brei mischen.

Variante

Gerstenschleim: Aus Wasser und 1 EL Gerstenschrot den Gerstenschleim kochen, 5 Minuten ohne Hitze quellen lassen, dann mit dem Pürierstab glattrühren. Wie Haferschleim verwenden (siehe Seite 42).

Tip!

Hirse-Apfel-Brei

- Vitaminreich

20 g Trockenpflaumen ohne Stein
1 mittelgroßer Apfel
2 EL Hirse
1 Stück Zimtstange (etwa 3 cm lang)

- etwa: 615 kJ/147 kcal
  3 g E, 2 g F, 38 g KH, 7 g Bst
- Zubereitungszeit: 30 Minuten

1. Trockenpflaumen waschen und klein würfeln. Den Apfel vierteln, schälen, vom Kernhaus befreien und klein würfeln.

2. Die Früchte mit der Hirse, der Zimtstange und 200 ml Wasser in einem kleinen Topf zugedeckt bei kleiner Hitze in 15 Minuten weich kochen lassen.

3. Den Topf vom Herd nehmen, den Brei noch 5–10 Minuten ausquellen lassen, dann die Zimtstange entfernen. Den Brei warm oder abgekühlt servieren.

Grießbrei mit Himbeeren

- Sehr bekömmlich

$^1/_8$ l Milch
1 Prise gemahlene Vanille (aus dem Reformhaus)
2 EL Vollkorngrieß
2 TL Ahornsirup
50 g Himbeeren, frisch oder tiefgekühlt und angetaut

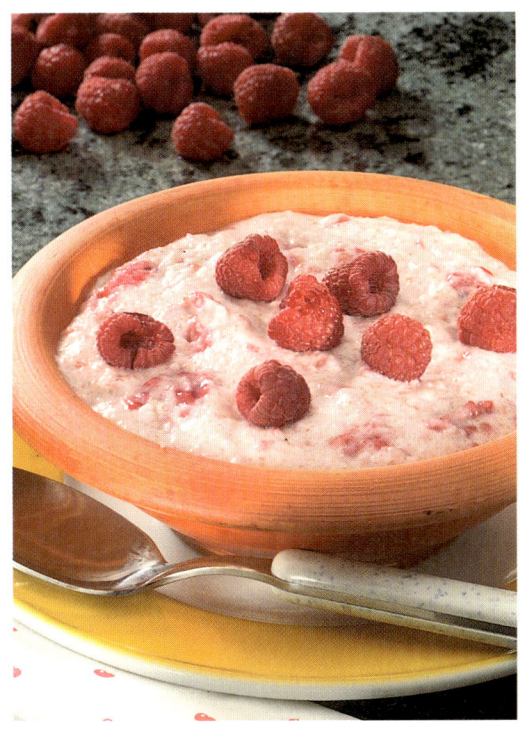

Zwiebackbrei mit rohem Apfel

- Sehr bekömmlich

3 Stück Vollkornzwieback
100 ml Milch · 1 mittelgroßer Apfel

- etwa: 886 kJ/186 kcal
  8 g E, 6 g F, 26 g KH, 5 g Bst
- Zubereitungszeit: 5 Minuten

1. Den Zwieback zwischen den Fingern in eine Schüssel bröseln.

2. Die Milch fast aufkochen lassen, über die Zwiebackbrösel gießen und umrühren.

3. Den Apfel schälen und rings um das Kernhaus fein in die Schüssel abreiben. Alles gut mischen und den Brei sofort servieren.

Ohne Milch: Statt Milch lassen Sie einfach nur Wasser aufkochen.

Varianten

Mit Buttermilch: Statt Milch $^1/_8$ l kalte Buttermilch mit den Zwiebackbröseln mischen, 5–10 Minuten zugedeckt quellen lassen, dann gut umrühren und 1 kleine Prise Zimtpulver, 1 Spritzer Zitronensaft und 1–2 Teelöffel Ahornsirup daruntermischen.

Mit Banane: Statt des Apfels 1 Banane schälen, mit einer Gabel zerdrücken und unter den Brei mischen.

Ohne Früchte: Würzen Sie den Zwiebackbrei mit 1 Messerspitze Zimt und/oder mit 1 Eßlöffel Ahornsirup

- etwa: 811 kJ/194 kcal
  7 g E, 5 g F, 30 g KH, 4 g Bst
- Zubereitungszeit: 10 Minuten

1. Die Milch mit $^1/_8$ l Wasser, der Vanille und dem Grieß in einem kleinen Topf glattrühren und unter Rühren mit dem Schneebesen 2 Minuten kochen lassen.

2. Den Brei vom Herd nehmen, mit dem Ahornsirup süßen, die Beeren daruntertühren, warm oder abgekühlt servieren.

Ohne Milch: Den Brei mit $^1/_4$ l Wasser kochen, dann 2 Teelöffel Mandelmus mit 1–2 Eßlöffeln von dem fertigen Brei glattrühren und alles unter den Hirse-Apfel-Brei mischen.

Variante

Pikantes Bananen-püree

■ Magnesiumreich

1 mittelgroße Kartoffel
Salz
2 kleine Bananen
1 Prise Curry
1 Prise Kurkuma nach Belieben
1 TL Butter oder 1 EL Sahne nach Belieben
1 Spritzer Zitronensaft
1 kleine Schalotte nach Belieben

■ etwa: 1254 kJ/300 kcal
  5 g E, 5 g F, 57 g KH, 6 g Bst
■ Zubereitungszeit: 15 Minuten

1. Die Kartoffel schälen, waschen, klein würfeln und mit $1/8$ l Wasser und 1 Prise Salz in einem kleinen Topf zugedeckt knapp 5 Minuten kochen lassen.

2. Inzwischen die Bananen schälen und in Scheiben schneiden. Die Bananenscheiben in den Topf geben und alles zusammen in weiteren 5 Minuten weich kochen lassen.

3. Den Topf vom Herd nehmen, das Curry- und eventuell das Kurkumapulver, die Butter oder die Sahne nach Belieben hinzufügen. Alle Zutaten mit dem Pürierstab fein pürieren.

4. Das Püree mit dem Zitronensaft und mit Salz würzen. Wenn Sie eine Schalotte verwenden möchten, die Schalotte schälen, sehr fein würfeln und daruntermischen.

Himmel und Erde

■ Kalorienarm

2 mittelgroße Kartoffeln
1 Prise Salz
1 mittelgroßer säuerlicher Apfel
1 Prise Zucker oder Zuckerrohrgranulat

■ etwa: 732 kJ/175 kcal
  4 g E, 1 g F, 37 g KH, 6 g Bst
■ Zubereitungszeit: 20 Minuten

1. Die Kartoffeln schälen, waschen, klein würfeln und mit 100 ml Wasser und dem Salz in einem kleinen Topf 5 Minuten zugedeckt kochen lassen.

2. Inzwischen den Apfel vierteln, schälen, vom Kernhaus befreien und auf die Kartoffeln legen. Alles in weiteren 5–10 Minuten zugedeckt bei kleiner Hitze weich kochen lassen.

3. Den Topf vom Herd nehmen. Den Zucker hinzufügen und alles mit einem Pürierstab fein pürieren.

Info

Für solch kleine Püreeportionen ist der Pürierstab effektiver als der Mixer. In Sekundenschnelle ist alles fein püriert, und der Abwasch danach hält sich in Grenzen.
Größere Mengen mit mehr Flüssigkeit schafft der Mixer besser und schneller.

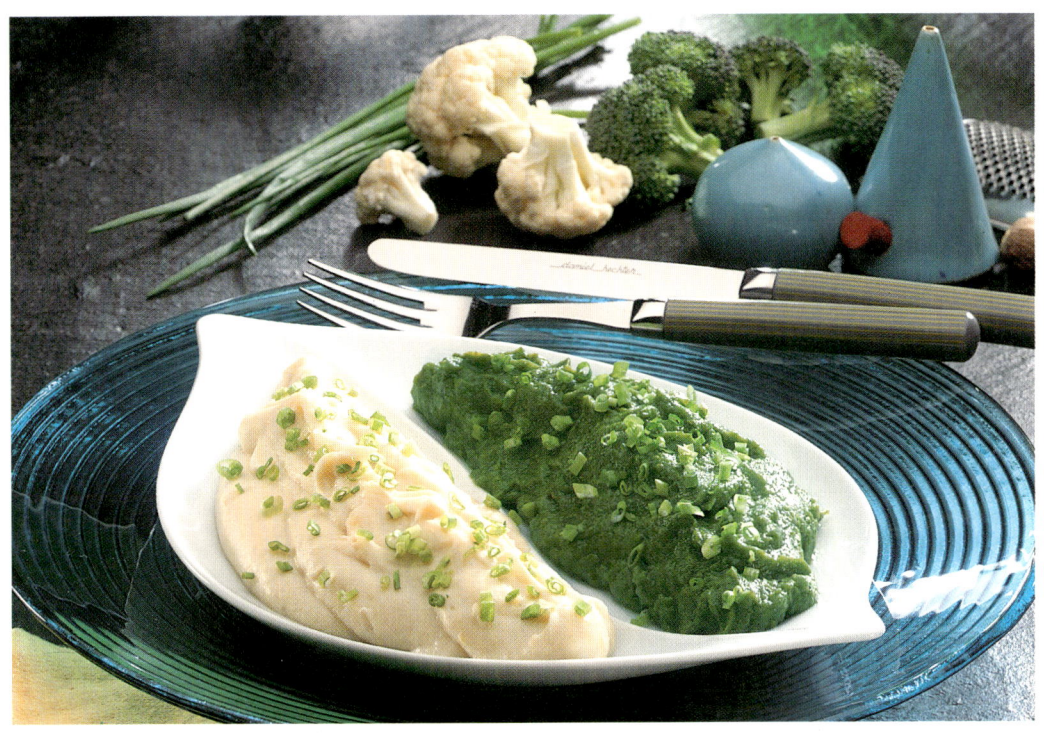

Weiß-grünes Püree

■ Reich an sekundären Pflanzenstoffen

150 g Blumenkohl- oder Brokkoliröschen
1 große Kartoffel
Salz
1 Prise Muskatnuß
1 Prise weißer Pfeffer nach Belieben
1–2 TL Butter nach Belieben
2 TL feine Schnittlauchröllchen

■ etwa: 681 kJ/163 kcal
   7 g E, 5 g F, 21 g KH, 8 g Bst
■ Zubereitungszeit: 20 Minuten

1. Den Blumenkohl oder Brokkoli waschen, in ganz kleine Röschen teilen, die Stiele würfeln, dazu den Brokkolistiel zuvor eventuell schälen. Die Kartoffel schälen, waschen und klein würfeln. Alles mit $^1/_8$ l Wasser und 1 Prise Salz in einem Topf in 15 Minuten zugedeckt bei kleiner Hitze weich kochen lassen.

2. Den Topf vom Herd nehmen. Die Muskatnuß, eventuell den Pfeffer und die Butter zum Gemüse geben und alles mit dem Pürierstab fein pürieren. Wenn nötig, würzen Sie mit Salz nach. Die Garnierung mit Schnittlauch weckt den Appetit.

Möhrenmus: 150 g Möhren *Variante* waschen, putzen und würfeln, zusammen mit den Kartoffeln garen und pürieren. Statt Butter 2–3 Eßlöffel Sahne verwenden und mit Petersilie garnieren.

Blattspinat

■ Vitaminreich

150 g Blattspinat
1 Knoblauchzehe nach Belieben
1 Prise Salz
2 EL Sahne

■ etwa: 480 kJ / 115 kcal
   5 g E, 10 g F, 2 g KH, 4 g Bst
■ Zubereitungszeit: 15 Minuten

1. Den Spinat waschen und putzen. Das Gemüse mit $^1/_4$ l Wasser in einem großen Topf kochen und zusammenfallen lassen, dabei einmal wenden. Zarter Spinat braucht 3 Minuten, festerer Wurzelspinat 5 Minuten.

2. Wenn Sie Knoblauch vertragen, können Sie inzwischen die Knoblauchzehe schälen und sehr fein würfeln oder durch eine Knoblauchpresse drücken. Den Spinat auf einem Sieb abtropfen lassen. Auf der Arbeitsfläche grob schneiden, dann in den noch warmen leeren Topf zurückgeben. Die Sahne, das Salz und den Knoblauch mit dem Spinat mischen. Eventuell mit Salz nachwürzen.

Ohne Milch: Statt Sahne 1–2 Teelöffel Walnußöl unter den Spinat mischen.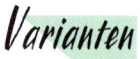

Mit anderen Gemüsen: Zarte Rucola- oder Mangoldblätter, das feste Innere von Kopf-, Eis- oder Romanasalat können Sie genauso zubereiten, müssen es jedoch vor dem Garen mundgerecht zerkleinern.

Zucchini mit Reiscreme

■ Besonders bekömmlich

1 kleiner Zucchino
1 Prise Salz · 1 TL Kräuter der Provence
1 EL gemahlener Naturreis (ersatzweise 2 EL Reisflocken)
1 EL Sahne

■ etwa: 435 kJ / 104 kcal
   3 g E, 5 g F, 11 g KH, 2 g Bst
■ Zubereitungszeit: 15 Minuten

1. Den Zucchino waschen, putzen, längs vierteln und quer in dünne Scheiben schneiden. Das Gemüse in einem Topf mit $^1/_8$ l Wasser, dem Salz und den Kräutern in 10 Minuten weich kochen lassen.

2. Den Topf vom Herd nehmen, das Gemüse abgießen, die Flüssigkeit auffangen. Den Reis mit der Sahne glattrühren, in die Flüssigkeit einrühren, knapp 2 Minuten kochen lassen und über das Gemüse gießen.

Mit Fenchel: Zur Reiscreme paßt auch sehr gut Fenchel. *Varianten* Dafür eine Fenchelknolle putzen und waschen, das Fenchelgrün beiseite legen. Die Knolle am äußeren Blatt dünn schälen, dann längs achteln und quer in dünne Scheiben schneiden. Zum Schluß das Fenchelgrün fein hacken und das fertige Gemüse damit bestreuen.

Ohne Milch: Statt Sahne nur Wasser verwenden. Unter die fertige Reiscreme rühren Sie dann 1–2 Teelöffel Olivenöl oder Butter.

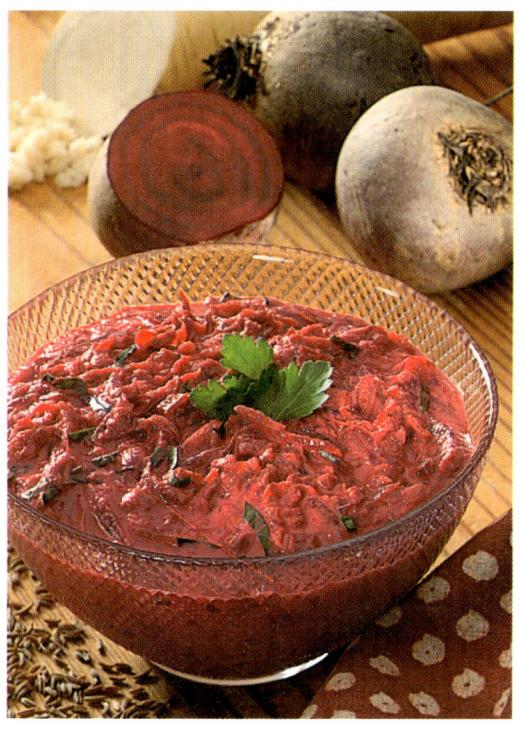

2. Inzwischen das Mehl mit dem Kümmel und etwas Wasser glattrühren, in das Gemüse einrühren, noch knapp 1 Minute kochen lassen, dann den Topf vom Herd nehmen.

3. Den Käse fein zerdrücken, in das Gemüse rühren. Nach Belieben mit dem Meerrettich würzen und die Petersilie daruntermischen.

Ohne Milch: Statt Schafkäse können Sie 1–2 Teelöffel Walnußöl unter das fertige Gemüse rühren.

Variante

Rote-Bete-Gemüse

■ Kalorienarm

1 kleine rote Bete
$^1/_8$ l Gemüsebrühe
1 TL Weizenvollkornmehl
1 Prise gemahlener Kümmel
20 g weißer, milder Schafkäse
1 TL geriebener Meerrettich nach Belieben
1 TL gehackte Petersilie nach Belieben

■ etwa: 548 kJ/131 kcal
  6 g E, 6 g F, 12 g KH, 4 g Bst
■ Zubereitungszeit: 15 Minuten

1. Die rote Bete schälen, waschen, grob raspeln und in der Gemüsebrühe in 5 Minuten zugedeckt weich kochen lassen.

Chicorée mit Käse-Flocken-Haube

■ Appetitanregend

2 Stauden Chicorée · 1 Prise Salz
1 EL Schmelzflocken
1–2 TL feine Schnittlauchröllchen
1 EL körniger Frischkäse
1 Prise Paprikapulver, edelsüß, nach Belieben

■ etwa: 360 kJ/86 kcal
  7 g E, 2 g F, 10 g KH, 4 g Bst
■ Zubereitungszeit: 15 Minuten

1. Den Chicorée putzen, waschen und längs halbieren. Mit der Schnittfläche nach unten in $^1/_8$ l Salzwasser in 10 Minuten zugedeckt bei kleiner Hitze weich kochen lassen.

2. Inzwischen die Schmelzflocken mit dem Schnittlauch und dem Käse mischen, nach Belieben Paprikapulver hinzugeben.

3. Das Gemüse abgießen und anrichten. Die Flockenmischung darüber verteilen.

Brokkoli-Cremesuppe

■ Reich an bioaktiven Substanzen

100 g Brokkoliröschen
1 mittelgroße Kartoffel
2 TL Dinkel- oder Weizenvollkornmehl
1 EL Sahne
1 Prise Salz
1 Prise Muskatnuß nach Belieben

■ etwa: 677 kJ/162 kcal
    7 g E, 5 g F, 21 g KH, 6 g Bst
■ Zubereitungszeit: 15 Minuten

1. Die Brokkoliröschen waschen, putzen und grob zerkleinern. Die Kartoffel schälen, waschen, würfeln und zusammen mit dem Brokkoli und 200 ml Wasser in einen kleinen Topf geben. Das Mehl darüber streuen, umrühren und alles in 10 Minuten zugedeckt bei kleiner Hitze weich kochen lassen.

2. Die Suppe vom Herd nehmen und die Sahne hinzufügen. Die Suppe mit dem Pürierstab oder im Mixer fein pürieren. Mit Salz und eventuell Muskatnuß würzen.

Mit anderen Gemüsesorten: *Varianten*
Nach dem gleichen Rezept können Sie Blumenkohl-, Kohlrabi- oder Rosenkohl-Cremesuppe kochen. Bei Kohlrabi und Rosenkohl jeweils die Menge auf 150 g erhöhen.

Ohne Milch: Sie können die Cremesuppe statt mit Sahne mit 1 Teelöffel Mandelmus verfeinern.

Spinat-Cremesuppe

■ Ballaststoffreich

50 g Blattspinat
1 kleine Kartoffel
$1/2$ kleine Zwiebel
1 EL Weizenvollkorngrieß
1 Prise Salz
1 Prise Muskatnuß nach Belieben
1 EL Sahne nach Belieben

■ etwa: 518 kJ/124 kcal
    4 g E, 5 g F, 15 g KH, 3 g Bst
■ Zubereitungszeit: 10 Minuten

1. Den Spinat waschen, putzen und in Streifen schneiden. Die Kartoffel schälen und waschen. Die Zwiebel schälen.

2. Kartoffel und Zwiebel in einen kleinen Topf fein reiben. $1/4$ l Wasser dazugießen, den Grieß einstreuen, dabei umrühren und alles aufkochen lassen.

3. Den geschnittenen Spinat hinzufügen und die Suppe 3 Minuten kochen lassen. Den Topf vom Herd nehmen, die Suppe mit dem Pürierstab oder im Mixer fein pürieren, mit Salz und nach Belieben mit Muskat würzen und mit der Sahne verfeinern.

Kräuter-Cremesuppe: Statt *Varianten*
Spinat können Sie auch Kräuter wie Kresse, Kerbel, junge Brennnesselspitzen verwenden. Kerbel und Kresse sollten Sie nicht mitkochen.

Ohne Milch: 1–2 Teelöffel Olivenöl oder neutrales Öl ersetzen die Sahne.

Spargel-Cremesuppe

■ Entlastend

100 g Spargel (etwa 3 mitteldicke Stangen)
1 EL Speisestärke
1 EL Sahne
1 Prise Salz
1 Prise Muskatnuß nach Belieben
1–2 TL gehackte Petersilie

■ etwa: 435 kJ/104 kcal
  3 g E, 5 g F, 12 g KH, 2 g Bst
■ Zubereitungszeit: 15 Minuten

1. Den Spargel gut waschen, die holzigen Enden abschneiden und wegwerfen. Die Stangen dünn schälen und die Schalen mit 300 ml Wasser in einen weiten Topf geben, die Spargelstangen darüber legen und alles knapp 10 Minuten zugedeckt kochen lassen.

2. Dann durch ein Sieb gießen, die Flüssigkeit auffangen und wieder in den Topf geben. Die Spargelstangen herausnehmen, die Schalen wegwerfen. Die Spargelspitzen (etwa 4 cm von oben) abschneiden und beiseite legen. Die restlichen Stangen quer in mundgerechte Stücke schneiden und wieder in die Brühe geben.

3. Alles nochmals aufkochen lassen. Inzwischen die Stärke mit wenig Wasser glattrühren, in die kochende Brühe geben und einmal aufkochen lassen. Den Topf vom Herd nehmen. Die Sahne einrühren. Die Suppe mit Salz und eventuell mit Muskatnuß würzen, in einen tiefen Teller füllen, die Spargelspitzen hineinlegen und die Petersilie darüber streuen.

Fenchel-Cremesuppe

■ Besonders bekömmlich

$1/2$ mittelgroßer Fenchel
1 EL gemahlener Naturreis (ersatzweise
2 EL Reisflocken)
2 TL Doppelrahm-Frischkäse
1 Prise Salz

■ etwa: 401 kJ/96 kcal
  5 g E, 4 g F, 11 g KH, 5 g Bst
■ Zubereitungszeit: 15 Minuten

1. Das zarte Fenchelgrün abschneiden, waschen und beiseite legen. Die Fenchelknolle waschen, putzen, dabei von den äußeren Blättern falls notwendig die Fäden abziehen oder die Außenseite dünn schälen. Dann die Knolle längs halbieren und quer in Streifen schneiden.

2. Fenchel mit $1/4$ l Wasser in einen kleinen Topf füllen, mit dem Reismehl bestreuen, umrühren und alles in 10 Minuten zugedeckt weich kochen lassen.

3. Die Suppe vom Herd nehmen, den Käse hinzufügen. Alles mit dem Pürierstab oder im Mixer fein pürieren und mit einer Prise Salz würzen. Etwa 2 Teelöffel Fenchelgrün fein schneiden und die fertige Suppe damit bestreuen.

Ohne Milch: Statt Frischkäse verfeinert 1 Teelöffel Cashew-nußmus die Fenchel-Cremesuppe.   *Variante*

Kartoffel-Lauch-Cremesuppe

- Besonders bekömmlich

1 mittelgroße Kartoffel
$^1/_2$ kleine Möhre
$^1/_2$ Stengel Staudensellerie
das Weiße von $^1/_4$ Stange Lauch
1 Prise Majoran (frisch oder getrocknet)
1 Prise Salz
1 TL Butter oder Olivenöl nach Belieben

- etwa: 468 kJ/112 kcal
  3 g E, 4 g F, 15 g KH, 4 g Bst
- Zubereitungszeit: 20 Minuten

1. Die Kartoffel und die Möhre schälen, waschen und würfeln. Den Selleriestengel und den Lauch waschen, putzen und fein schneiden. Die Gemüse mit dem Majoran und $^1/_4$ l Wasser in einem kleinen Topf in 15 Minuten zugedeckt weich kochen lassen. Dann vom Herd nehmen.

2. Die Suppe mit dem Pürierstab oder im Mixer fein pürieren, mit Salz würzen und eventuell die Butter oder das Öl darunterrühren.

Varianten

Mit Getreide: 1 Eßlöffel Dinkel- oder Grünkernschrot oder Hafer- oder Buchweizengrütze in der Suppe mitgaren.

Mit Zucchini: Ersetzen Sie die Möhre und den Sellerie durch etwa 100 g Zucchini. Die Garzeit bleibt gleich.

Lauch-Tomaten-Cremesuppe

- Appetitanregend

1 Tomate
das Weiße von $^1/_2$ Stange Lauch
1 EL Maisgrieß
1 Prise Salz
1 TL Olivenöl nach Belieben

- etwa: 426 kJ/102 kcal
  3 g E, 5 g F, 11 g KH, 2 g Bst
- Zubereitungszeit: 10 Minuten

1. Die Tomate kurz in kochendes Wasser tauchen, mit kaltem Wasser abschrecken, die Haut abziehen und den grünen Stengelansatz großzügig wegschneiden. Das Fruchtfleisch grob würfeln. Den Lauch waschen, putzen und quer fein schneiden.

2. Die Gemüse mit $^1/_4$ l Wasser in einen kleinen Topf füllen, den Grieß darüber streuen, umrühren und alles in gut 5 Minuten zugedeckt weich kochen lassen.

3. Den Topf vom Herd nehmen. Die Suppe mit dem Pürierstab oder im Mixer fein pürieren. Mit Salz würzen und eventuell das Olivenöl darunterrühren.

Info

Außerhalb der Saison können Sie statt der frischen Tomate 1 Eßlöffel Tomatenmark und 1 Prise getrockneten Rosmarin verwenden.

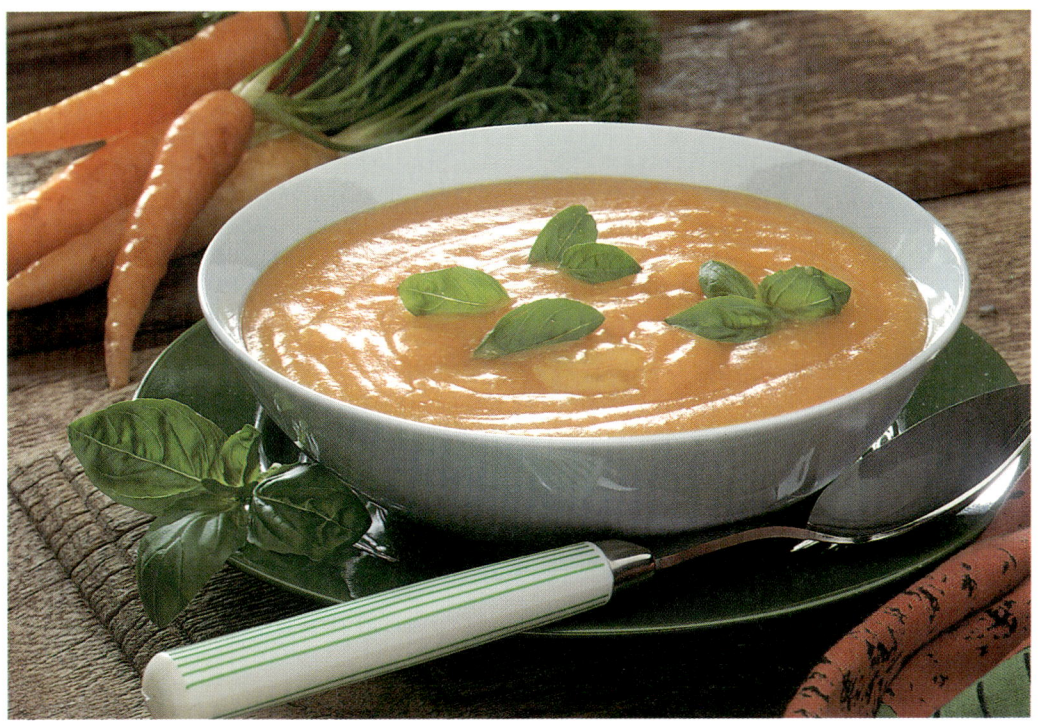

Möhren-Cremesuppe

- Reich an Beta-Carotin

1 mittelgroße Kartoffel
1 große Möhre
1 EL Quinoa
1 Prise Koriander
1 TL gehacktes, frisches Basilikum
(ersatzweise getrocknet)
1 Prise Salz
1 TL Butter nach Belieben

- etwa: 656 kJ/157 kcal
  4 g E, 5 g F, 23 g KH, 7 g Bst
- Zubereitungszeit: 20 Minuten

1. Die Kartoffel und die Möhre schälen und waschen. Die Kartoffel grob, die Möhre fein würfeln.

2. Die Gemüse mit dem Quinoa, dem Koriander und $1/4$ l Wasser in 15 Minuten zugedeckt bei kleiner Hitze weich kochen lassen.

3. Den Topf vom Herd nehmen. Die Suppe mit dem Pürierstab oder im Mixer fein pürieren. Das Basilikum unter die Suppe rühren, mit Salz würzen und eventuell die Butter darunterrühren.

Mit Hirse: Statt Quinoa können Sie die gleiche Menge Hirse mitgaren. Die Garzeit bleibt gleich.   *Variante*

Bananen-Hähnchen-Suppe

■ Eiweißreich

1 EL gemahlener Naturreis (ersatzweise
2 EL Reisflocken)
200 ml Hühner- oder Gemüsebrühe (nach
den Rezepten auf den Seiten 108/109 oder
116 gekocht, ersatzweise Wasser)
1 Lorbeerblatt · 1 TL frischer geriebener Ingwer
1 Prise Salz
50 g Hähnchenbrustfilet
1 mittelgroße Banane
1 Knoblauchzehe nach Belieben
1 Prise Curry nach Belieben

■ etwa: 890 kJ/213 kcal
   15 g E, 1 g F, 34 g KH, 3 g Bst
■ Zubereitungszeit: 10 Minuten

1. Das Reismehl mit der Brühe, dem Lorbeerblatt, dem Ingwer und dem Salz in einem kleinen Topf aufkochen lassen. Das Fleisch waschen, in den Topf legen und alles 3 Minuten köcheln lassen.

2. Inzwischen die Banane schälen und in Scheiben schneiden. Eventuell die Knoblauchzehe schälen und klein würfeln. Die Bananenscheiben und den Knoblauch in den Topf geben, umrühren und alles in weiteren 4–5 Minuten zugedeckt fertig garen, bis die Bananenscheiben glasig sind.

3. Den Topf vom Herd nehmen, das Fleisch herausnehmen, das Lorbeerblatt entfernen. Die Suppe eventuell mit Salz und mit dem Curry würzen. Das Fleisch in Streifen schneiden und unter die Suppe rühren.

Bunte Spargelbouillon

■ Entlastend

150 g Spargel (3–5 Stangen, je nach Dicke)
1 Prise Salz · 1 kleine Möhre
2 EL Erbsen, frisch oder tiefgekühlt
1 EL Vollkornsuppennudeln
1/2 TL Butter
1 TL Schnittlauchröllchen
1/2 TL gehacktes Basilikum

■ etwa: 468 kJ/112 kcal
   6 g E, 3 g F, 15 g KH, 6 g Bst
■ Zubereitungszeit: 25 Minuten

1. Die Spargelstangen waschen, die holzigen Enden abschneiden. Die Stangen schälen, die Schalen in einen Topf geben, die Spargelstangen darauf legen, 400 ml Wasser angießen und alles 15 Minuten zugedeckt leicht kochen lassen.

2. Den Spargel durch ein Sieb abgießen, die Flüssigkeit auffangen, in den Topf zurückgießen und das Salz hinzufügen. Die Möhre schälen, waschen und in die Spargelbrühe grob raspeln. Alles erneut aufkochen lassen, die Erbsen und die Nudeln hineinrühren und die Suppe in knapp 5 Minuten fertiggaren, bis die Nudeln und die Möhrenraspel weich sind.

3. Inzwischen die Spargelstangen aus dem Sieb nehmen, quer in mundgerechte Stücke schneiden. Den Topf vom Herd nehmen. Die Spargelstücke mit der Butter, dem Schnittlauch und dem Basilikum in die Suppe rühren, eventuell mit Salz nachwürzen.

Mit Blumenkohl: Nach dem *Variante* gleichen Rezept können Sie aus Blumenkohl oder Brokkoli eine Expreß-Bouillon mit Gemüseeinlage kochen. 150 g Blumenkohl- oder Brokkoli-röschen, auch gemischt, waschen und putzen, große Röschen längs halbieren. Zusätzlich 1 kleine Stange Sellerie waschen, putzen und quer halbieren. Die Gemüse mit 1 Eßlöffel Quinoa wie im Rezept beschrieben garen. Dann alle Gemüse mit einem Schaumlöffel aus dem Topf nehmen. 1 Möhre in die Brühe raspeln oder 30 g feingeschnittenen Lauch mit den Erbsen (die Nudeln weglassen) in 2–3 Minuten darin garen. Mit Butter und Schnittlauch verfeinern. Vom Blumenkohl und Brokkoli die kleinen Röschen abschneiden und wieder in die Suppe geben.

Süße Grießsuppe

■ Magnesiumreich

1 mittelgroße Banane · ¹/₈ l Milch
1 Prise gemahlene Vanille
(aus dem Reformhaus)
1 EL Weizenvollkorngrieß
1–2 TL Ahornsirup nach Belieben

■ etwa: 1016 kJ/243 kcal
  6 g E, 5 g F, 43 g KH, 3 g Bst
■ Zubereitungszeit: 10 Minuten

1. Die Banane schälen, in dünne Scheiben schneiden und mit der Milch, ¹/₈ l Wasser und der Vanille in einem kleinen Topf unter gelegentlichem Rühren aufkochen lassen, dann den Grieß einstreuen und alles unter häufigem Rühren mit dem Schneebesen 4 Minuten kochen lassen.

2. Den Topf vom Herd nehmen und die Suppe mit dem Schneebesen cremig rühren, eventuell mit Ahornsirup süßen.

Schokoladensuppe: Vor *Varianten* dem Einstreuen den Grieß mit 2–3 Teelöffeln Kakaopulver mischen, nach Belieben statt Vanille 1 Prise Zimt verwenden oder zusätzlich Zimt hinzufügen.

Ohne Milch: Sie können statt Milch Wasser verwenden und 2 Teelöffel Mandelmus in die fertige Suppe rühren. Dazu das Mandelmus in einer Tasse zuerst mit etwa 2 Eßlöffeln Suppe glattrühren.

Erdbeersuppe

■ Vitaminreich

¹/₈ l Milch · 1 TL Speisestärke
100 g Erdbeeren
2–3 TL Ahornsirup
¹/₂ TL Zitronensaft

■ etwa: 744 kJ/178 kcal
  5 g E, 5 g F, 28 g KH, 2 g Bst
■ Zubereitungszeit: 10 Minuten

1. Die Milch in einem Topf mit der Stärke glattrühren, alles unter ständigem Rühren aufkochen lassen, dann vom Herd nehmen.

2. Die Erdbeeren waschen, putzen und halbieren, in ein hohes Mixgefäß oder in den Mixer füllen, den Brei dazu gießen und alles mit dem Pürierstab oder dem Mixer fein pürieren. Mit dem Ahornsirup süßen, den Zitronensaft dazugeben. Die Erdbeersuppe warm oder abgekühlt servieren.

*D*ie Vollwert-Ernährung ist eine zeitgemäße und ganzheitliche Ernährungsform, die allen gut tut. Besonders aber Krebspatienten in der Nachsorge können sich mit einer langsamen Umstellung auf vollwertige Ernährung wieder stabilisieren, ihre Selbstheilungskräfte unterstützen und damit die Risiken einer weiteren Erkrankung senken.

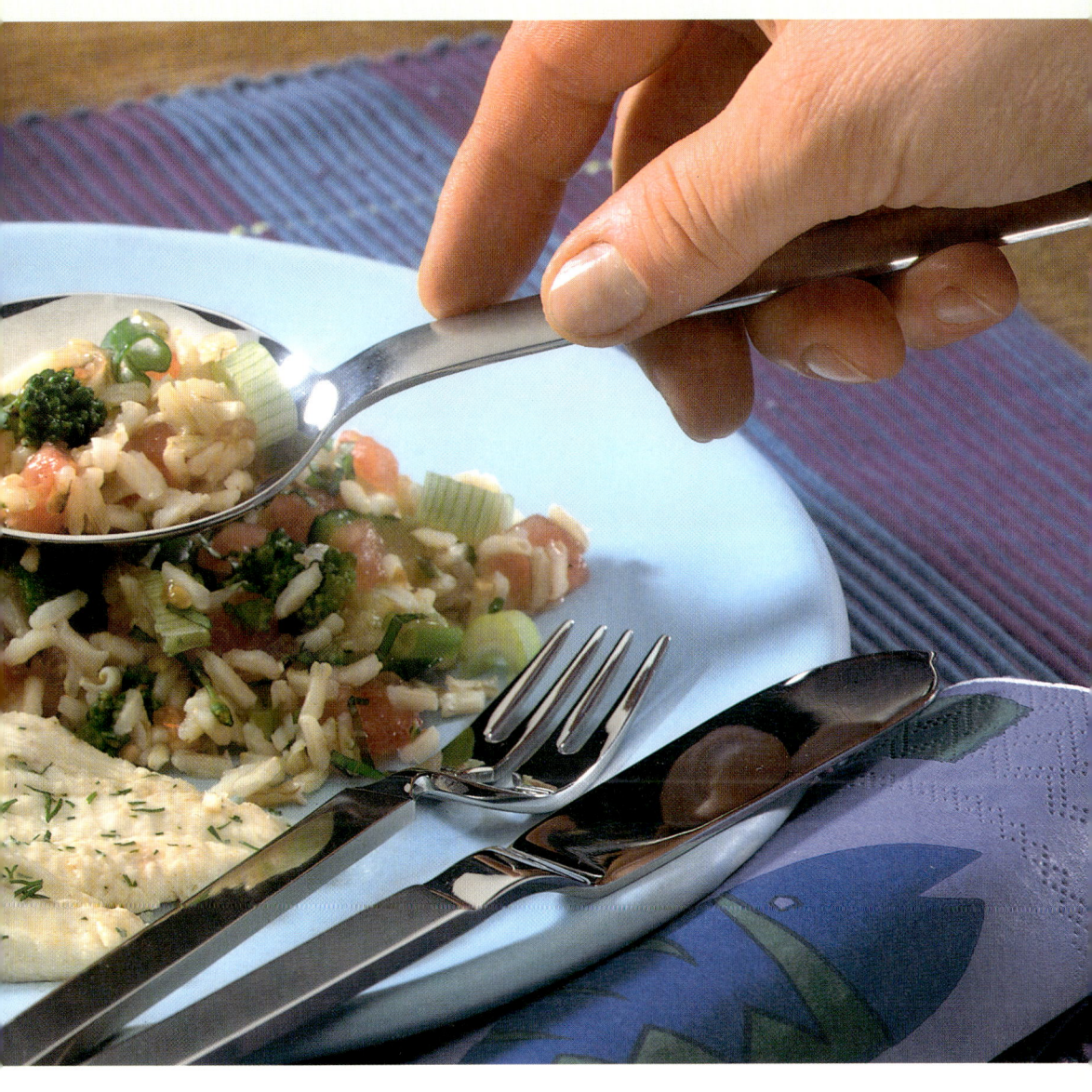

Vollwert-Ernährung

Einführung in die Vollwert-Ernährung

Viele Patienten sind nach überstandener Therapie und vor allem, wenn sie wieder beschwerdefrei sind, sehr motiviert, aktiv etwas für sich und ihre Gesundheit zu tun. Die Ernährung spielt dabei eine wichtige Rolle. Dem Patienten, dem es endlich wieder besser geht, und auch den Angehörigen interessiert vor allem, wie sie mit der Ernährung dazu beitragen können, gesund zu bleiben und möglichst die Risiken für eine weitere Erkrankung – auch eine ernährungsabhängige – zu vermeiden.

Die Vollwert-Ernährung wird diesen Ansprüchen und Hoffnungen gerecht: Sie ist keine Diät (also keine »Krankenkost«), sondern eine umfassende, ganzheitliche Ernährungsform, die für jeden (auch für jedes Familienmitglied) durchführbar und sinnvoll ist. Sie trägt nicht nur zu Gesundheit und Wohlbefinden bei, sondern blickt über den Tellerrand hinaus, weil sie neben der Gesundheit des Menschen auch die Erhaltung der Umwelt berücksichtigt.

Definition der Vollwert-Ernährung

Vollwert-Ernährung ist eine überwiegend lakto-vegetabile Ernährungsweise, bei der gering verarbeitete Lebensmittel bevorzugt werden. Gesundheitlich wertvolle Lebensmittel sind Vollkornprodukte, Gemüse und Obst, Kartoffeln, Hülsenfrüchte sowie Milch und Milchprodukte, daneben können Fleisch, Fisch und Eier enthalten sein. Etwa die Hälfte der Nahrung besteht aus unerhitzter Frischkost. Die Zubereitung erfolgt schonend und mit wenig Fett aus frischen Lebensmitteln. Nahrungsmittel mit Zusatzstoffen werden vermieden. Zusätzlich zur Gesundheitsverträglichkeit der Ernährung werden auch die Umwelt- und die Sozialverträglichkeit des Ernährungssystems berücksichtigt. Das bedeutet unter anderem, möglichst ausschließlich Erzeugnisse aus anerkannt ökologischer Landwirtschaft zu verwenden sowie Erzeugnisse aus regionaler Herkunft und entsprechend der Jahreszeit zu bevorzugen (von Koerber, Männle, Leitzmann: Vollwert-Ernährung, 1994).

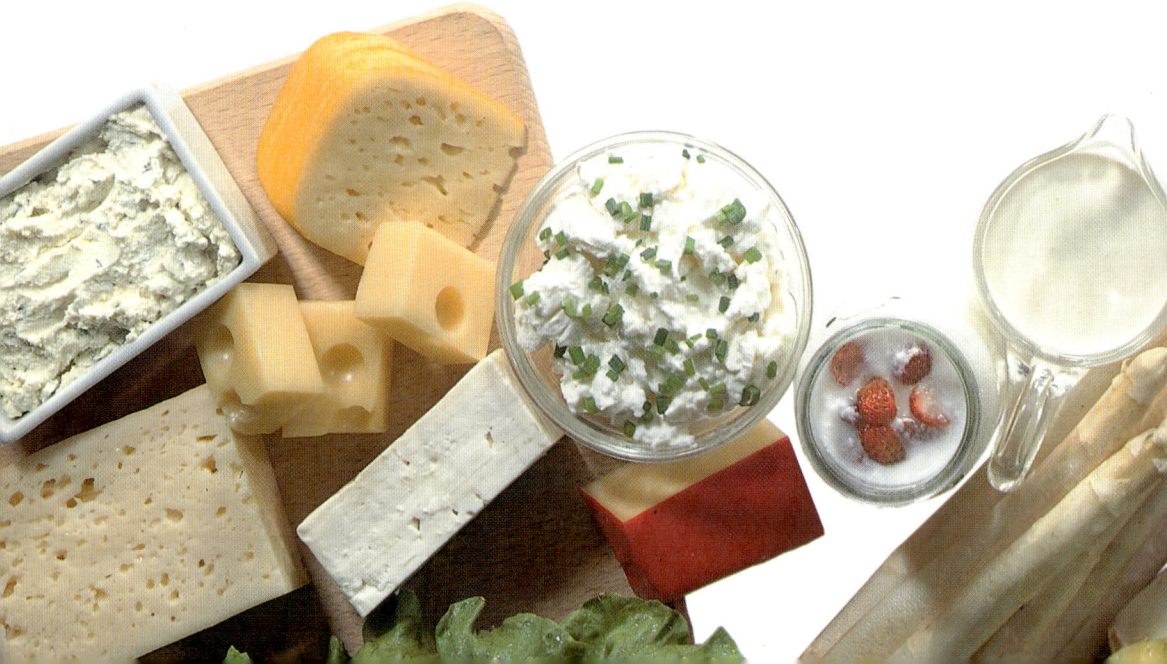

Grundsätze der Vollwert-Ernährung

Ein wichtiger Grundsatz in der Vollwert-ernährung lautet: Essen soll schmecken, Genuß und Freude bereiten. Ihr Wohlbefinden steht an erster Stelle. Daher gibt es in der Vollwert-Ernährung keine starren Regeln und Verbote, sondern Empfehlungen:

1. Bevorzugung pflanzlicher Lebensmittel (überwiegend lakto-vegetabile Ernährungsweise)
2. Bevorzugung gering verarbeiteter Lebensmittel (Lebensmittel so natürlich wie möglich)
3. Reichlicher Verzehr unerhitzter Frischkost (etwa die Hälfte der Nahrungsmenge)
4. Zubereitung genußvoller Speisen aus frischen Lebensmitteln, schonend und mit wenig Fett
5. Vermeidung von Nahrungsmitteln mit Zusatzstoffen
6. Vermeidung von Nahrungsmitteln aus bestimmten Technologien (wie Gentechnik, Food Design, Lebensmittelbestrahlung)
7. Möglichst ausschließliche Verwendung von Erzeugnissen aus anerkannt ökologischer Landwirtschaft
8. Bevorzugung von Erzeugnissen aus regionaler Herkunft und entsprechend der Jahreszeit
9. Bevorzugung unverpackter oder umweltschonend verpackter Lebensmittel
10. Vermeidung bzw. Verhinderung der allgemeinen Schadstoffemissionen und dadurch der Schadstoffaufnahme durch Verwendung umweltverträglicher Produkte und Technologien
11. Verminderung von Veredelungsverlusten durch geringeren Verzehr tierischer Lebensmittel
12. Bevorzugung landwirtschaftlicher Erzeugnisse, die unter sozialverträglichen Bedingungen erzeugt, verarbeitet und vermarktet werden (u. a. Fairer Handel mit Entwicklungsländern)

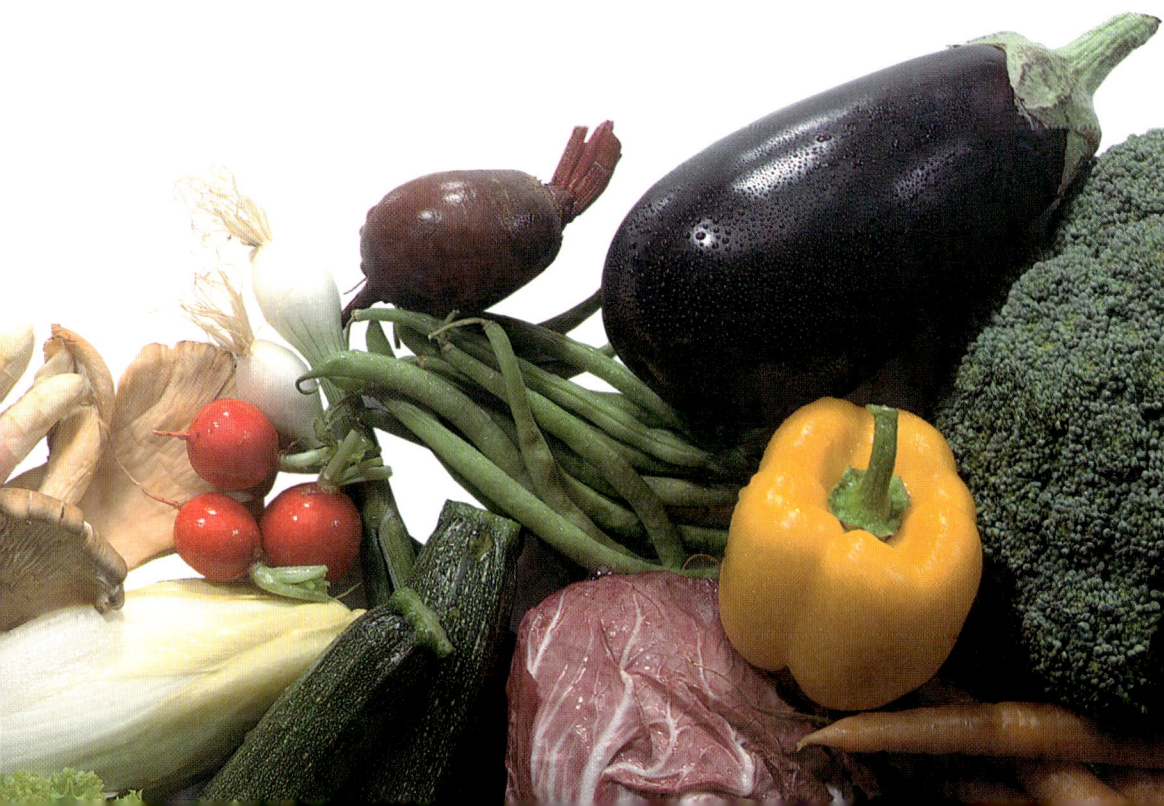

Umstellung auf Vollwert-Ernährung

Die Umstellung auf die Vollwerternährung muß langsam und schrittweise erfolgen. Menschen, die sich jahrzehntelang falsch ernährt haben, sollten sich mit der Ernährungsumstellung mehrere Wochen oder Monate Zeit lassen, um ihren Körper nicht gleich zu überfordern.

Es kann bis zu einem Jahr dauern, *Wichtig!* je nach Alter, körperlicher Verfassung und auch Schwere der Erkrankung, bis Sie Ihre Ernährung völlig umgestellt haben.

Krebskranke, die häufig über längere Zeit Schonkost gegessen haben, sollten besonders viel Geduld mit sich haben.

Mit dem Essen geben Sie Ihrem Körper nicht nur Energie und Nährstoffe. Die Verdauung, die Verwertung der Nährstoffe, der Stoffwechsel und die Abwehrkräfte stellen auch physiologische Anforderungen.

Lassen Sie sich beraten!

Wenn Sie aus alten Gewohnheiten ausbrechen und Ihre Ernährung umstellen wollen, sollten Sie vorher mit einem in Vollwert-Ernährung erfahrenen Arzt oder einer »Ernährungsfachkraft« – zum Beispiel der Diätassistentin oder Ernährungswissenschaftlerin der Klinik – sprechen. Auch Krankenkassen bieten häufig Ernährungsberatung an.

In einem eingehenden Gespräch können Sie sich ganz individuell beraten lassen und auch Fragen stellen, die wir Ihnen in diesem Buch vielleicht nicht beantwortet haben.

Vollwert-Ernährung mit Genuß

Am Anfang der Umstellung müssen Sie sicher Ihre Eßgewohnheiten deutlich verändern. Viele neue Geschmackserlebnisse sind zunächst fremd und auch ungewohnt. Für viele waren bislang Salat, Gemüse und Obst kleine Beilagen zum Fleisch - nun kehrt sich das Verhältnis um, und die Frischkost steht im Mittelpunkt Ihres Speiseplans.

Gemüse kann meist auch als Rohkost zubereitet werden, Möhren und verschiedene Kohlarten schmecken köstlich und knackig-frisch als Salat. Kosten Sie, wie viel intensiver rohes Gemüse schmeckt, zum Beispiel bei Kohlrabi oder Fenchel. Kuchen, Gebäck und Nudeln, die aus dem vollen Korn hergestellt werden, schmecken kräftiger, nussiger und typischer als ihre »hellen« Varianten.

Rezepte und Anregungen finden Sie in unserem Rezeptteil. Seien Sie experimentierfreudig und offen für das Neue: Vollwert-Ernährung bringt Ihnen nicht nur mehr Gesundheit und Wohlbefinden, sondern auch viel Genuß.

Umstellen – aber mit System

Ernährungsgewohnheiten und Geschmacksvorlieben lassen sich nicht von heute auf morgen ändern. Wie bekannt ist, werden sie schon in der Kindheit geprägt. Deshalb ist die Umstellung mit viel Geduld und vor allem schrittweise anzugehen.

Info

Erfolgreich umstellen
Schritt 1: mehr Frischkost
Schritt 2: weniger Fett
Schritt 3: mehr Vollkornprodukte
Schritt 4: weniger tierische Lebensmittel
Schritt 5: jetzt Frischkornmüsli, falls gewünscht

Tips zur Umstellung!

Wandeln Sie unsere Empfehlungen je nach Bekömmlichkeit und Wohlbefinden ab. Das Tempo der Umstellung bestimmen Sie allein, quälen Sie sich nicht mit übertriebenem Ehrgeiz und haben Sie nicht so hohe Erwartungen an sich und Ihre Angehörigen.

Unsere Tips!

- Halten Sie sich an unsere Empfehlungen zur stufenweisen Umstellung Ihrer Ernährung. Ändern Sie nicht alles in den ersten Wochen
- Probieren Sie bei einer Mahlzeit nicht nur neue, Ihnen unbekannte Lebensmittel aus
- Erhöhen Sie zunächst den Anteil an Gemüse, Salat und Obst – aber allmählich!
- Essen Sie immer öfter Obst und rohes Gemüse als Zwischenmahlzeit
- Essen Sie immer weniger Süßigkeiten, reduzieren Sie nach und nach den Zucker. Zucker in Verbindung mit Vollkornprodukten vertragen viele außerdem gar nicht: lästige und unangenehme Blähungen sind die Folge
- Ersetzen Sie Kochsalz schrittweise durch Gewürze und Kräuter. Die Gewöhnung an stark Gesalzenes kann sich jeder »abtrainieren«!
- Essen Sie weniger Fett, sowohl in der reinen Form – also Butter, Öl, Sahne – als auch versteckt in Käse, Wurst, Schokolade, Kuchen und Torte. Achten Sie dafür auf die Qualität des Fetts

- Entscheiden Sie sich für Vollkornprodukte. Am Anfang nur kleine Mengen über den Tag verteilt essen, dabei immer gründlich kauen
- Vollkornbrot aus feingemahlenem Mehl ist besser verträglich als Brot aus grobgemahlenem Korn
- Frisches Brot liegt vielen schwer im Magen, gelagertes ist günstiger
- Beim Selberbacken können Sie in der ersten Zeit einen Teil des Vollkornmehls durch »normales« helles Mehl ersetzen und mit der Zeit dann immer mehr verringern. Auch Pfannkuchen, Waffeln und Spätzle gelingen mit Vollkornmehl
- Essen Sie weniger Fleisch, Wurst und Eier. Fleisch steht nicht mehr im Mittelpunkt einer Mahlzeit, sondern wird zur Beilage. Gemüse, Kartoffeln, Vollkornnudeln und Naturreis stellen den Hauptanteil
- Frischkornmüsli aus frisch geschrotetem, eingeweichtem oder angekeimtem Getreide als letzten Schritt in den Speiseplan aufnehmen, wenn Sie die Umstellung auf Frischkost und Vollkorn schon erfolgreich geschafft haben

Pflanzliche Lebensmittel

In Ihrem täglichen Speiseplan sollten pflanzliche Lebensmittel die Hauptrolle spielen.

Leben Vegetarier gesünder?

Wissenschaftliche Untersuchungen haben gezeigt, daß Menschen, die sich überwiegend »ovo-lacto-vegetabil« ernähren, das heißt Milchprodukte, Eier, Gemüse, Salate, Getreide, Nüsse und Obst essen, eindeutig gesünder sind als der Großteil der Bevölkerung, die viel zu viel tierische Lebensmittel (Fleischprodukte und Wurst) zu sich nehmen.

Vegetarier haben einen deutlich niedrigeren Cholesterinspiegel, normalere Blutdruckwerte, haben seltener Übergewicht, leiden weniger an ernährungsbedingten Wohlstandskrankheiten wie zum Beispiel Gicht, und sie erkranken seltener an Krebs.

Die Deutsche Gesellschaft für Ernährung empfiehlt, weniger Fett, dafür mehr Kohlenhydrate und Ballaststoffe zu essen. In der Praxis heißt das: weniger Fleisch, Wurst und Eier. Wer viel davon ißt, nimmt überwiegend gesättigte Fettsäuren und relativ viel Cholesterin und Purine (Vorstufe der Harnsäure) zu sich. Der Weg zu Fettstoffwechselstörungen und Gicht ist da nicht mehr weit. Außerdem sind Fleisch- und Wurstwaren oft sehr salzhaltig und teilweise gepökelt (zum Thema Nitrit mehr auf Seite 24).

Die Nährstoffdichte

Pflanzliche Lebensmittel weisen eine hohe Nährstoffdichte auf. Die Nährstoffdichte beschreibt das Verhältnis von Nährstoffgehalt zum Energiegehalt der Lebensmittel. Je höher die Nährstoffdichte, um so mehr lebenswichtige Nährstoffe werden dem Körper zugeführt - und zwar ohne den Energiebedarf zu überschreiten. Obst, Gemüse und Salat haben reichlich Vitamine, Mineralstoffe und Spurenelemente. Durch ihre hohe Nährstoffdichte können Sie sich damit relativ kalorienarm und ballaststoffreich mit den wichtigsten Nährstoffen versorgen.

Bioaktive Substanzen in Lebensmitteln

Vitamine, Mineralstoffe und Spurenelemente (siehe Seiten 16–23) sind lebensnotwendige Substanzen in der Nahrung. Darüber hinaus gibt es in pflanzlichen Nahrungsmitteln weitere gesundheitsfördernde, heilsame Wirkstoffe, die als bioaktive Substanzen bezeichnet werden.

Die bioaktiven Substanzen werden in drei Stoffgruppen unterteilt:

- sekundäre Pflanzenstoffe
- Ballaststoffe
- Substanzen in fermentierten Lebensmitteln

Den bioaktiven Substanzen wird heute von der experimentellen Wissenschaft eine besondere Bedeutung bei der Vorbeugung bestimmter Krankheiten, speziell Krebs, zugesprochen.

Wichtig!

Essen Sie täglich viel frisches Obst, Salate und Gemüse, auch als Rohkost, damit Sie ausreichend mit den wichtigen Bioaktiven Substanzen versorgt sind.

Sekundäre Pflanzenstoffe

Die sekundären Pflanzenstoffe oder Pflanzeninhaltsstoffe stellen seit etwa zehn Jahren ein relativ neues Forschungsgebiet dar. Es handelt sich dabei um Stoffe, die die Pflanze nicht für den Aufbau organischer Substanzen (primärer Stoffwechsel) benötigt, sondern die erst sekundär auf verschiedenen Stoffwechselwegen gebildet werden. So erklärt sich auch ihr Name. Im Gegensatz zu Vitaminen, die zu den unentbehrlichen Stoffen gehören, sind die sekundären Pflanzenstoffe nicht lebensnotwendig für den Menschen, sie haben jedoch nachweislich gesundheitsfördernde Wirkungen.

Info

Sekundäre Pflanzenstoffe sind Substanzen, die wesentlich zur Erhaltung Ihrer Gesundheit und zu größerer Leistungsfähigkeit beitragen können.

Zu diesen Pflanzeninhaltsstoffen gehören Substanzen, die als Geschmacks-, Aroma- und Duftstoffe sowie als Farbstoffe in bestimmten Nahrungsmitteln bekannt sind.

Relativ gut untersuchte Substanzen sind:

- Carotinoide (gelbe Farbstoffe in gelben Früchten, gelben und grünen Gemüsen)
- Phytosterine (dem Cholesterin in Struktur und Wirkung ähnliche Substanzen in Pflanzen)
- Saponine (Hemmstoffe gegen Bakterien, Viren, Entzündungen)
- Glucosinolate (Geschmacks- und Geruchsstoffe in Senf, Meerrettich und Kohl)
- Flavonoide (gelbe, rote, blaue und violette Farbstoffe)

Sekundäre Pflanzenstoffe nehmen Einfluß auf unser Immunsystem, schützen unsere Zellen vor freien Radikalen (siehe Seite 19), tragen dazu bei, den Blutfettspiegel und das Krebsrisiko zu senken.

Einige gesundheitsfördernde Wirkungen der sekundären Pflanzenstoffe sind zunächst im Labor und im Tierversuch nachgewiesen worden. Neuere Untersuchungen lassen aber den Schluß zu, daß die positive Wirkung auch auf den Menschen übertragbar ist.

Folgende Wirkungen sind bekannt:

- antikanzerogen
- antimikrobiell
- antioxidativ
- antithrombotisch
- immunmodulierend
- entzündungshemmend
- blutdruckregulierend
- blutzuckerregulierend
- verdauungsfördernd
- cholesterinspiegelsenkend

Auf der hinteren Klappe im Buch können Sie sich in einer Übersicht über die wichtigsten sekundären Pflanzenstoffe mit ihrer besonderen Wirkungsweise und ihrem Vorkommen informieren.

Wenn Sie sich überwiegend von pflanzlichen Lebensmitteln ernähren, nehmen Sie normalerweise mit der Nahrung genügend sekundäre Pflanzenstoffe zu sich.
Wichtig ist allerdings, regelmäßig und in größeren Mengen Gemüse, Salate und Obst zu essen.
Beachten Sie auch, daß sekundäre Pflanzenstoffe häufig empfindlich auf Hitze und Licht reagieren. Das bedeutet, daß Kochen und zu lange oder falsche Lagerung die gesunden Wirkungen zerstören.

Ballaststoffe

Ballaststoffe sind Bestandteile pflanzlicher Nahrungsmittel, die vom Körper nicht abgebaut werden können. Deshalb haben sie auch keinen Brennwert für uns, liefern also keine Kalorien.

Der Begriff »Ballaststoffe« stammt aus einer Zeit, in der sie als überflüssiger Ballast angesehen wurden.

Sie dienen den Pflanzen unter anderem als Stütz- und Strukturelemente. Ballaststoffe kommen in Nahrungsmitteln tierischer Herkunft nicht vor.

Heute ist bekannt, daß den Ballaststoffen eine große Bedeutung für die Gesundheit zukommt. Vor allem für unsere Verdauung spielen sie eine große Rolle (siehe Seite 37).

Günstige Wirkungen der Ballaststoffe im Verdauungstrakt

Die wichtigsten Eigenschaften und Funktionen der Ballaststoffe beruhen auf ihrer Faserstruktur, ihrem Wasserbindungsvermögen und ihrer Fähigkeit, giftige Substanzen zu binden.

Im Mund muß das ballaststoffreiche Essen aufgrund der Faserstruktur intensiver und länger gekaut werden. Gründliches Kauen hält die Zähne gesund und fördert zudem die »Vorverdauung« der Nahrung.

Im Magen binden die Ballaststoffe Wasser, das Volumen der Nahrung nimmt dadurch zu. Der Effekt ist: Die Ballaststoffe sorgen für einen vollen Magen und Sie bleiben länger satt, weil das Essen den Magen nicht so schnell wieder verläßt.

Im Dünndarm bewirken Ballaststoffe, daß die Aufnahme der Nährstoffe verzögert wird. Das gilt auch für den Zucker, so daß der Blutzuckerspiegel nach einem Essen mit vielen Ballaststoffen langsamer und auch nicht so hoch ansteigt. Besonders den Diabetikern kommt dieser Effekt zugute.

Ballaststoffe binden im Darm freie Gallensäuren, die dann mit dem Stuhl ausgeschieden werden. Diese Gallensäuren kann die Leber nicht mehr zur Bildung von Cholesterin verwenden, so daß durch eine ballaststoffreiche Ernährung der Cholesterinspiegel auf diese Weise gesenkt wird. Die freien Gallensäuren, die durch Ballaststoffe gebunden werden, können nicht von den Darmbakterien zu sekundären Gallensäuren abgebaut werden, die im Verdacht stehen, Krebs auszulösen.

Ballaststoffe bewirken, daß die Stuhlmenge zunimmt. Dadurch wird die Darmmuskulatur angeregt und der Speisebrei leichter weiterbefördert. Außerdem bilden die im Darm beheimateten Bakterien aus den Ballaststoffen bestimmte Fettsäuren und Gase, die für die Verdauung wichtig sind.

Eine ballaststoffarme Ernährung wird in Zusammenhang gebracht mit einem erhöhten Auftreten von Karies, Übergewicht, Magenschleimhautentzündung, Ausstülpungen im Dickdarm (Divertikulose), Dickdarmkrebs, Hämorrhoiden und Gallenbeschwerden. Mindestens 30 bis 40 g Ballaststoffe sollte ein Erwachsener täglich mit der Nahrung aufnehmen. Die meisten nehmen heutzutage etwa ein Drittel zu wenig auf. Ideale Ballaststofflieferanten sind Getreide, Getreideprodukte wie Brot, Hülsenfrüchte, Kartoffeln, Obst und Gemüse.

Info

Sie sind optimal mit Ballaststoffen versorgt, wenn Sie über den Tag verteilt folgendes essen: etwa 3 Scheiben Vollkornbrot, eine große Portion Rohkostsalat aus verschiedenen Gemüsen, eine Portion Naturreis sowie 1–2 Äpfel, Orangen oder Bananen, im Winter Trockenfrüchte wie zum Beispiel Feigen und Datteln.

Bitte greifen Sie nicht auf isolierte Ballaststoffpräparate zurück. Meiden Sie Produkte, die auf der Basis von Kleie, Pektin oder anderen konzentrierten Ballaststoffen zusammengestellt sind.

Es ist wissenschaftlich nachgewiesen, daß natürliche ballaststoffreiche Nahrungsmittel eine wesentlich günstigere physiologische Wirkung haben.

Im Gegensatz zu den isolierten Ballaststoffen liefern Obst, Gemüse und Vollkornprodukte nicht nur Ballaststoffe, sondern auch Vitamine, Mineralstoffe und – was nicht außer acht gelassen werden sollte – wirkliches Eßvergnügen.

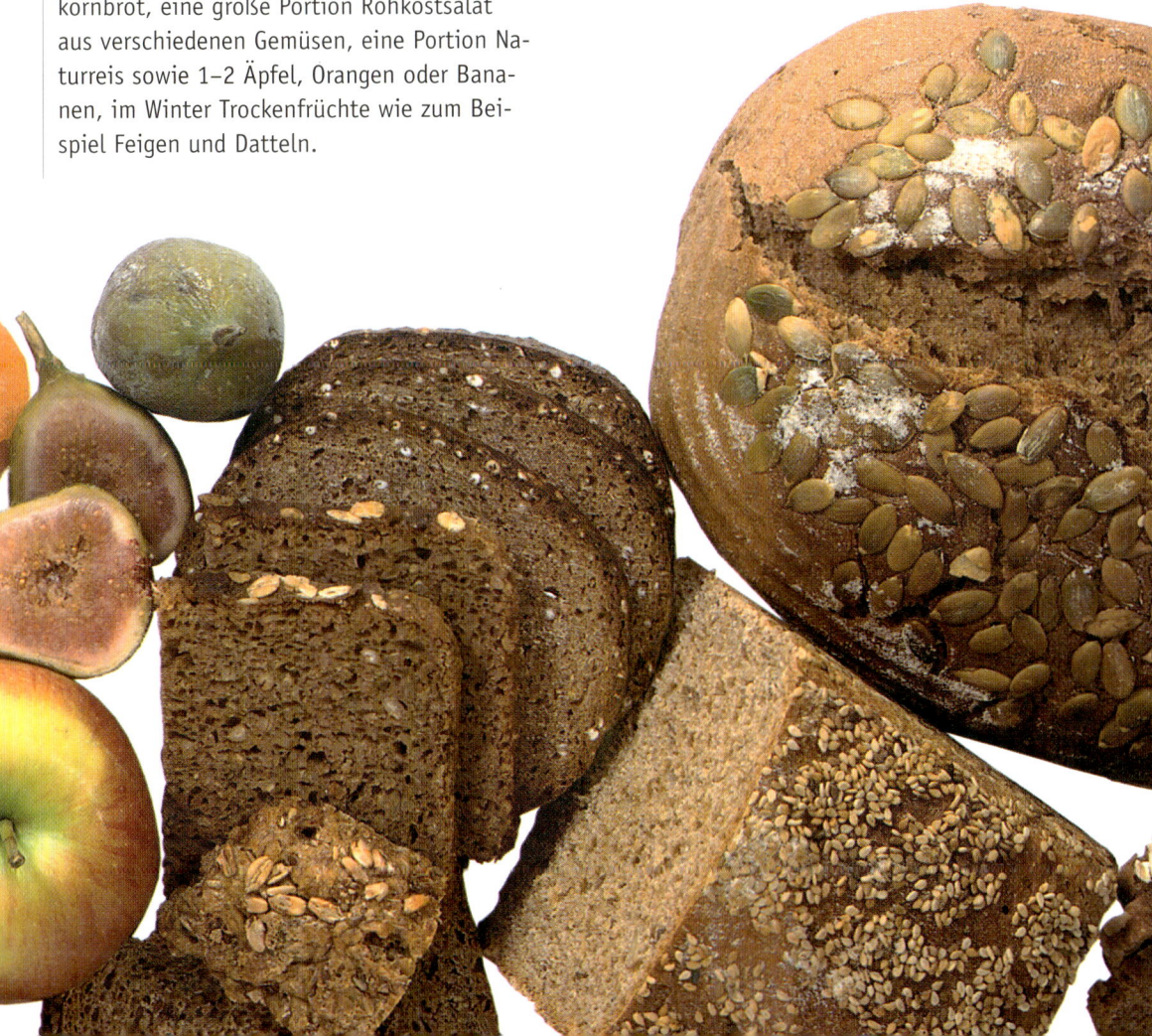

Milchsaure Nahrungsmittel

Die bekanntesten milchsauren Nahrungs-mittel sind Sauerkraut und Joghurt. Die milchsaure Gärung, auch Fermentation ge-nannt, ist ein altes Konservierungsverfahren. Es ist das einzige Verfahren zur Haltbarma-chung von Nahrungsmitteln, bei dem der Gehalt an wertvollen Inhaltsstoffen erhalten bleibt oder teilweise sogar erhöht wird.

Warum »milchsauer«?

Bei der Fermentation wird durch Mikroorga-nismen ein Teil des Milchzuckers zu Milch-säure abgebaut. Diese Milchsäure verleiht dem entsprechenden Lebensmittel, bei-spielsweise »Sauerkraut«, nicht nur den ty-pisch sauren Geschmack, sondern auch eine längere Haltbarkeit.

Zur Fermentation eignen sich viele Lebens-mittel: Gemüse, Hülsenfrüchte, Getreide, Milch, Fleisch und Fisch. Bei uns sind neben Sauerkraut und Joghurt auch Sauermilch, Dickmilch und Buttermilch bekannt.

Auf den Seiten 98 und 99 können Sie nach-lesen, wie Sie selbst milchsaures Gemüse herstellen können.

Info

Milchsauer eingelegtes Gemüse, wie zum Beispiel Sauerkraut, fermentiertes Getreide oder Hülsenfrüchte, beispielsweise das japanische Miso, und gesäuerte Milchpro-dukte, wie Joghurt und Kefir, wirken nach-weislich positiv auf unsere Gesundheit.

Verbesserung der Laktose-Unverträglichkeit

Laktose ist Milchzucker, der in Kuhmilch in einer Menge von 4–5% enthalten ist. Bei vie-len Menschen weltweit und in einer gerin-gen Anzahl bei uns entwickelt sich nach dem Babyalter eine zunehmende Unverträg-lichkeit für Milchzucker. So ist die sogenann-te Laktoseintoleranz die häufigste Nahrungs-mittelunverträglichkeit, sie bedeutet, daß Milch, Quark und Frischkäse überhaupt nicht oder nur in kleinen Mengen vertragen werden. Laktose-Unverträglichkeit führt zu Darmproblemen, Druckgefühl und beson-ders Durchfall.

Die Ursache für die Unverträglichkeit liegt in der ungenügenden Produktion des Enzyms Laktase.

Der Milchzucker, der noch in fermentierten Milchprodukten enthalten ist, wird dagegen relativ gut vertragen. Auch die lebenden Milchsäurebakterien sind an dieser positiven Wirkung beteiligt, da zum Beispiel erhitzter Joghurt nicht so gut vertragen wird.

Wichtig!

Greifen Sie zu unerhitztem Natur-joghurt, den Sie in Naturkostläden, Reformhäusern, aber auch im normalen Supermarkt erhalten.

Wirkung auf Cholesterinspiegel

Inwieweit der Cholesterinspiegel mit fer-mentierten Milchprodukten gesenkt werden kann, hängt zunächst von der Höhe des Cho-lesterinspiegels ab. Je höher die Werte, desto mehr können sie auch durch vernünftige Ernährung gesenkt werden. Hat der Chole-sterinspiegel normale Werte erreicht, wird er durch milchsaure Lebensmittel nicht weiter gesenkt.

Die positive Wirkung auf den Cholesterinspiegel ist von der Art der Milchsäurebakterien abhängig, aber auch von der Menge, die Sie zu sich nehmen. Es reicht nicht, ab und zu einen Löffel Joghurt zu essen, es sollte schon ein kleiner Becher am Tag sein, damit Sie eine Wirkung spüren.

Aufbau der Darmflora

Milchsäurebakterien sind ein Teil der physiologisch wünschenswerten Bakterien, die einen günstigen Einfluß auf die Darmflora haben. Je mehr von diesen nützlichen Bakterien den Darm besiedeln, desto stärker werden ungünstige Bakterien im Darm verdrängt und ihre schädliche Wirkung reduziert.

Antikanzerogene Wirkung

Milchsäurebakterien unterstützen unser Immunsystem. So werden bestimmte Enzyme, die nachweislich krebsauslösende Substanzen produzieren, in ihrer Aktivität gebremst. Zusätzlich können diese problematischen Substanzen auch direkt von Milchsäurebakterien gebunden und dadurch unschädlich gemacht werden.

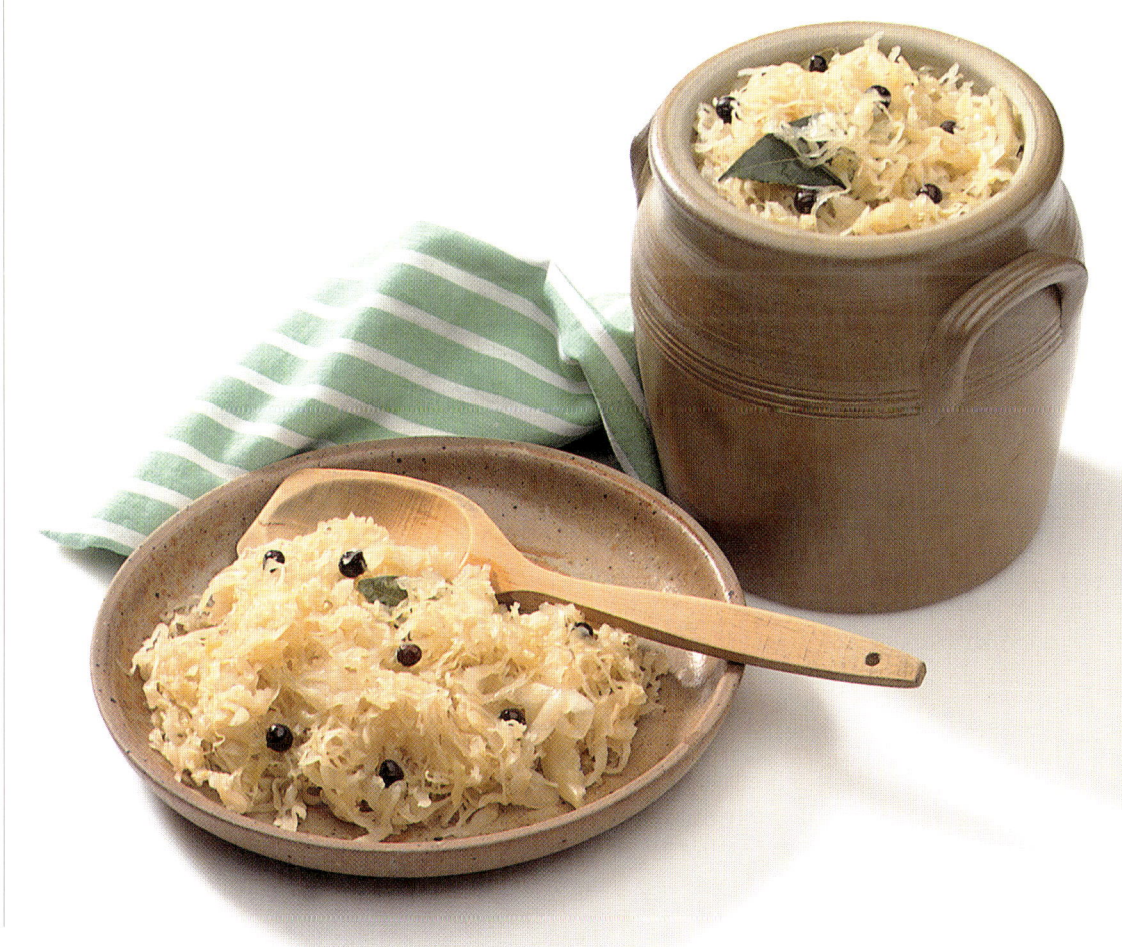

Frischkost

Frische, unerhitzte Nahrungsmittel bieten viele Vorteile für die Gesundheit. Wenn Sie sich vollwertig ernähren wollen, sollte die Hälfte Ihrer täglichen Nahrung aus Frischkost bestehen.

Sinnvolle Aufteilung von erhitzter und unerhitzter Kost (von Koerber, Männle, Leitzmann: Vollwert-Ernährung, 1994).

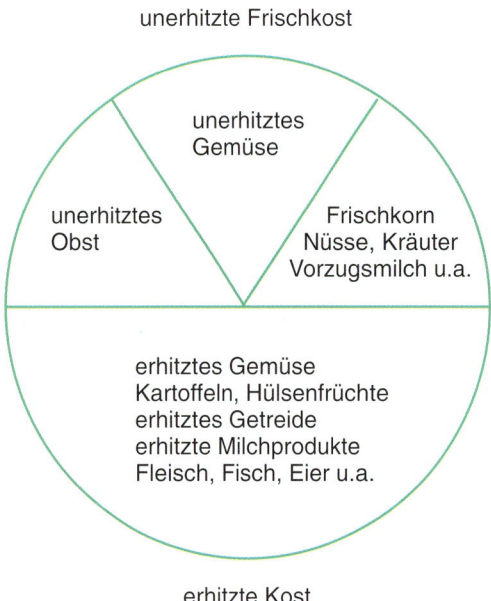

unerhitzte Frischkost

unerhitztes Gemüse

unerhitztes Obst

Frischkorn Nüsse, Kräuter Vorzugsmilch u.a.

erhitztes Gemüse Kartoffeln, Hülsenfrüchte erhitztes Getreide erhitzte Milchprodukte Fleisch, Fisch, Eier u.a.

erhitzte Kost

Frischkost ist nicht nur Rohkost

Bei dem Begriff Frischkost denkt jeder zunächst einmal an rohes Obst, Salate und Gemüse als Rohkost. Frischkost ist aber viel mehr: unerhitztes Getreide (zum Beispiel im Frischkornmüsli), Keimlinge, Nüsse, Ölsamen (also Sesam, Sonnenblumenkerne, Erdnüsse), Oliven, kaltgepreßte, nicht raffinierte Öle, Kräuter, Vorzugsmilch und unerhitzte Sauermilch (Joghurt).

Warum ist Frischkost so gesund?

In frischen unerhitzten Nahrungsmitteln entfalten sekundäre Pflanzenstoffe (siehe Seite 63) ihre physiologische Wirkung uneingeschränkt, alle hitzeempfindlichen Vitamine (besonders Vitamin C, B_1 und Folsäure) sind in der Frischkost noch in ursprünglicher Menge enthalten. Beim Kochen wird durch die Hitze ein Großteil der Vitamine zerstört. So werden abhängig von der Art der Vitamine, Erhitzungsdauer und Erhitzungsgrad bis zu 90 Prozent der Vitamine zerstört.
Neben Hitze sind Vitamine aber auch in unterschiedlicher Weise empfindlich gegenüber Licht, Sauerstoff, Säuren und Basen.
Deshalb raten wir, Lebensmittel so frisch wie möglich und ohne übertriebene Verarbeitung zu essen.

In der Frischkost bleiben die natürlichen Farb-, Geruchs- und Geschmacksstoffe erhalten. Frischkost hat mehr Biß und muß daher gründlicher gekaut werden, was sich positiv auf die Zähne und das Zahnfleisch auswirkt. Gleichzeitig werden Speichelfluß und die Verdauungssäfte angeregt, der ganze Verdauungsapparat kommt in Schwung.
Frischkost reguliert unsere Hungergefühle auf natürliche Weise: rohe, unerhitzte Lebensmittel machen satter als die gleichen Lebensmittel in gekochter Form, weil sie den Magen füllen.
Ideal ist Frischkost deshalb als Vorspeise, um den ersten Hunger zu stillen. Die Hauptmahlzeit kann dann etwas kleiner ausfallen. Gerade Übergewichtige können so einige Kalorien einsparen, ohne unter großem Hunger leiden zu müssen.

Die richtige Zubereitung

Nicht nur die Auswahl der Lebensmittel bestimmt die Qualität unserer Ernährung, sondern auch die Art, wie wir sie zubereiten.

Sie entscheidet, wieviel von den wertvollen Inhaltsstoffen im fertigen Gericht noch enthalten oder durch falsche Lagerung, Wässern oder zu lange Kochzeiten verlorengegangen sind.

Deshalb sollten Sie auf möglichst nährstoffschonende Vorbereitung und Zubereitung achten. Gerade bei Obst und Gemüse ist der richtige Umgang wichtig: Vitamine werden durch Licht, Luft und Hitze abgebaut, Wasser schwemmt Vitamine und Mineralstoffe aus.

So bleiben die Nährstoffe erhalten

Richtige Lagerung
- Nahrungsmittel vor Licht und Durchzug schützen: Gemüse und Salat in Papier oder in Plastikbehältern verpackt im Gemüsefach des Kühlschranks lagern und möglichst bald verbrauchen

Richtige Vorbereitung
- Obst und Gemüse erst kurz vor dem Verzehr oder Kochen waschen, schälen und zerkleinern
- gründlich, aber nur kurz waschen
- nicht stärker zerkleinern als notwendig
- zerkleinertes Gemüse nicht mehr waschen

Richtiges Garen
- zerkleinerte Lebensmittel nicht unnötig lange garen
- Gemüse mit wenig Wasser (höchstens einer halben Tasse) im zugedeckten Topf garen
- Garzeiten möglichst kurz halten, Gemüse sollte bißfest sein

- die Garflüssigkeit nicht wegschütten, sondern mitverwenden (zum Beispiel für eine Sauce): Sie enthält einen Teil der Mineralstoffe und wasserlöslichen Vitamine
- Getreide und Hülsenfrüchte im Einweichwasser garen
- fertige Speisen nicht lange warmhalten
- mehrfaches Aufwärmen vermeiden

Sparen Sie beim Fett!

Bei unseren Ernährungsgewohnheiten ist es nicht immer ganz einfach, den Fettverbrauch einzuschränken.

Die Vollwertkost mit ihrem hohen Anteil an pflanzlichen Lebensmitteln macht es einfacher, Fett zu reduzieren, da ein Großteil der Fettmenge üblicherweise über Fleisch- und Wurstwaren verzehrt wird.

Was tun bei Untergewicht?

Wenn Sie abgenommen haben und nun zunehmen möchten, dürfen Sie natürlich etwas großzügiger im Umgang mit Fett sein. Achten Sie aber bitte auch auf Qualität: Kaltgepreßte, nicht raffinierte Öle und Butter sind jetzt richtig. Außerdem bieten Milch und Käse neben wichtigen Nährstoffen die Möglichkeit, die Fettzufuhr auf angenehme Weise zu erhöhen.

Tips für die fettarme Zubereitung
- in Salatsaucen das Öl durch Joghurt, Kefir oder Dickmilch ersetzen
- helle Saucen mit Milch statt mit Sahne anrühren
- zum Braten eine beschichtete Pfanne verwenden
- Bratpfanne mit Backpapier auslegen
- Fleisch und Fisch in der Folie oder im Tontopf garen
- Paniertes und Fritiertes vermeiden

	Sehr empfehlenswert	Sehr empfehlenswert
Verarbeitungsgrad	Nicht/gering verarbeitete Lebensmittel (unerhitzt)	Mäßig verarbeitete Lebensmittel (vor allem erhitzt)
Mengenempfehlung	Etwa die Hälfte der Nahrungsmenge	Etwa die Hälfte der Nahrungsmenge
Getreide	Gekeimtes Getreide Vollkornschrot (z. B. Frischkornmüsli) Frisch gequetschte Flocken	Vollkornprodukte (z. B. Vollkornbrot, -nudeln, -flocken, -feinbackwaren) Vollkorngerichte
Gemüse	Frischgemüse Milchsaures Gemüse	Erhitztes Gemüse (auch milchsaures)
Obst	Frischobst	Erhitztes Obst Tiefkühlgemüse*, -obst*
Kartoffeln		Gekochte Kartoffeln (mögl. Pellkartoffeln)
Hülsenfrüchte		Gekeimte, blanchierte Hülsenfrüchte Erhitzte Hülsenfrüchte
Nüsse	Nüsse*, Mandeln*	Geröstete Nüsse*, Nußmuse*
Fette	Ölsamen*	Kaltgepreßte, nicht raffinierte Öle*
Öle	(z. B. Sonnenblumenkerne, Sesam) Ölfrüchte* (z. B. Oliven)	Ungehärtete Pflanzenmargarinen mit hohem Anteil an Kaltpreßöl* Butter*
Milch	Vorzugsmilch	Pasteurisierte Vollmilch
Milchprodukte		Milchprodukte (ohne Zutaten) Käse* (ohne Zusatzstoffe)
Fleisch		Fleisch* (bis 2x/Woche)
Fisch		Fisch* (bis 1x/Woche)
Eier		Eier* (bis 2/Woche)
Getränke	Ungechlortes Trinkwasser Kontrolliertes Quellwasser Natürliches Mineralwasser	Kräuter-, Früchtetees Verdünnte Fruchtsäfte Verdünnte Gemüsesäfte Getreidekaffee*
Gewürze	Ganze oder frisch gemahlene Gewürze	Gemahlene Gewürze
Kräuter	Frische Kräuter	Getrocknete Kräuter
Salz		Jodiertes Meer-, Kochsalz*
Süßungsmittel	Frisches, süßes Obst	Honig* (nicht wärmegeschädigt, verdünnt) Trockenobst* (ungeschwefelt, eingeweicht)

*mäßig zu verwenden

	Weniger empfehlenswert	Nicht empfehlenswert
Verarbeitungsgrad	Stark verarbeitete Lebens- mittel (vor allem konserviert)	Übertrieben verarbeitete Lebens- mittel und Isolate/Präparate
Mengenempfehlung	Nur selten verzehren	Möglichst meiden
Getreide	Weißbrot, Graubrot, weiße Nudeln, Cornflakes, Auszugsmehl-Feinbackwaren, Geschälter (weißer) Reis	Getreidestärke (z. B. Maisstärke) Ballaststoffpräparate
Gemüse	Gemüsekonserven (z. B. Tomaten in Dosen)	Vitaminpräparate Mineralstoffpräparate
Obst	Obstkonserven (z. B. Kirschen in Gläsern)	Tiefkühlfertiggerichte
Kartoffeln	Fertigmischungen (z. B. Knödelmischung)	Pommes frites, Chips Kartoffelstärke
Hülsenfrüchte	»Sojamilch«, Tofu Fertig- mischungen (z. B. Bratlings- mischung)	»Sojafleisch« (TVP) Sojaprotein Sojalezithin
Nüsse	Gesalzene Nüsse	Nuß(-Nougat)-Creme
Fette	Extrahierte, raffinierte Fette	
Öle	Ungehärtete Pflanzenmargarinen Kokosfett, Palmkernfett Butterschmalz	Gehärtete Margarinen
Milch	H-Milch(-produkte)	Sterilmilch, Kondensmilch
Milchprodukte	Milchprodukte (mit Zutaten) Käse (mit Zusatzstoffen)	Milchpulver, -zucker, Milchimitate, Schmelzkäse
Fleisch	Fleischwaren, -konserven	Innereien
Fisch	Fischwaren, -konserven	
Eier	Ei-Pulver	
Getränke	Tafelwasser, Fruchtnektare Kakao Bohnenkaffee, Schwarzer Tee Bier, Wein	Limonaden, Cola-Getränke Fruchtsaftgetränke Instant-Getränke Spirituosen
Gewürze		Aromastoffe (natürliche, natur- identische, synthetische)
Kräuter	Kräutersalz	
Salz	Meersalz, Kochsalz	Geschmacksverstärker (Glutamat)
Süßungsmittel	Honig (wärmegeschädigt) Trockenobst (geschwefelt) Apfel-, Birnendicksaft Vollrohrzucker, Ahornsirup Zuckerrübensirup	Isolierte Zucker (z. B. Haushalts-, Trauben-, Frucht-, brauner Zucker) Süßwaren, Süßigkeiten Süßstoffe

Vollwert-Menüplan für eine Woche

Führen Sie die Umstellung auf Vollwertkost sanft durch. Geben Sie Ihrem Organismus genug Zeit für eine erfolgreiche Umstellung. Gehen Sie schrittweise vor:

1. Essen Sie zunächst mehr frisches Gemüse und Obst.
2. Jetzt reduzieren Sie die Fettmengen und achten auch auf die Qualität des Fettes.
3. Anschließend immer öfter zu Vollkornprodukten greifen, so versorgen Sie Ihren Körper optimal mit Nährstoffen.
4. Nun weniger Fleisch- und Wurstwaren essen. Fleisch in guter Qualität und in kleinen Mengen ist unproblematisch.
5. Zuletzt können Sie, wenn Sie wollen, eine Frischkornmahlzeit einführen.

	Frühstück	vormittags
Montag	Porridge mit 50 g Rosinen (Seite 84) 1 Orange	1 Scheibe Mischbrot mit 2 TL Butter und 2 TL Honig
Dienstag	1/8 Joghurtbrot (Seite 79) mit 2 TL Butter und 1 Portion Trockenfruchtmarmelade (Seite 80), Traubensaft	50 g Haferflocken mit 1 Becher Joghurt und 2 TL Honig
Mittwoch	Müsli-Drink (Seite 40) 1 Vollkornbrötchen mit 1 TL Butter und 30 g Käse	Quarkmüsli (Seite 82)
Donnerstag	Mandelreis mit Mango (Seite 84)	Buttermilchkaltschale (Seite 142)
Freitag	2 Scheiben Mischbrot mit 1 TL Butter und 2 TL Honig 1 Grapefruit	Joghurt-Früchte-Müsli (Seite 83)
Samstag	Porridge (Seite 84) 150 g Saisonfrüchte	Nuß-Fruchtjoghurt (Seite 139)
Sonntag	2 Scheiben Dinkel-Toastbrot (Seite 78) 1 Portion Nougatcreme (Seite 80)	Joghurtdip (Seite 90)

Unsere Tagespläne machen Ihnen die Umstellung leicht: Sie enthalten nichts Blähendes und überfordern auch Ihr Verdauungssystem nicht. Pro Tag nehmen Sie damit etwa 1800 Kalorien zu sich.

Die Getränke zu den Mahlzeiten können Sie frei nach Geschmack und Tageszeit wählen. Zum Frühstück und zwischendurch passen Tee, nach Belieben mit Milch und Honig, Malzkaffee, zur Abwechslung auch ein Glas Traubensaft oder frisch gepreßter Orangensaft. Zum Mittagessen paßt am besten Wasser und abends können Sie sich ab und zu ein Glas Bier oder Wein schmecken lassen. Auf den Getränke-Seiten 148 bis 151 finden Sie weitere Anregungen.

Mittagessen	**nachmittags**	**Abendessen**
Mittelmeertopf (S. 119) Grießcreme mit Früchten (Seite 140)	5 Stück Hafernüsse (Seite 144) Ingwerkakao (Seite 150)	Bananentoast (Seite 92) Traubensaft
Illustriertes Gemüse (Seite 86) 2 Scheiben Mischbrot	2 Stück Früchte-Kuchen (Seite 146) Orangensaft	Dinkelsuppe mit Gemüse (Seite 111)
Fenchel-Eissalat (Seite 102) Gemüse-Rindragout (Seite 120)	3 Stück Butterkekse (Seite 144) 100 Trauben	250 g Pellkartoffeln mit mit 2 TL Butter Gemüsebouillon (Seite 108)
Buchweizengnocchi (Seite 132) Spargelgemüse (Seite 133) 1 Banane	5 Stück Haferwaffeln (Seite 89) Herbstfrüchte-Rohkost (Seite 105)	Hühnersuppe mit Gemüse (Seite 116)
Blattsalat Grünes Omelett (Seite 125) Gemüsebouillon (Seite 108)	Bananen-Mix (Seite 41) 2 Stück Zwieback	Rosé Quark (Seite 81) 2 Scheiben Knäckebrot
Kartoffelpüree (Seite 134) Buntes Sauerkraut (Seite 135) Reiscreme (Seite 142)	Süßer Mandeldip (Seite 91) 4 Stück Zwieback	Kartoffel-Gemüsesuppe (Seite 114) 1 Scheibe Mischbrot
Knoblauchsuppe (Seite 109) Schollenfilet mit buntem Basmatireis (Seite 123) Quitten-Kaltschale (Seite 136)	1 Stück Bananen-Joghurt-Torte (Seite 147)	5 Stück Sesam-Reiswaffeln (Seite 88) Traubensaft

Warenkunde

Agar Agar – mineralstoffreiches Gelierpulver aus Algen, zum Gelieren von Süßspeisen oder Sülzen.

Ahornsirup – der eingedickte Saft von Zuckerahornbäumen aus Kanada. Das Aroma ist besonders fein.

Apfeldicksaft – flüssigkeitsreduzierter (stark konzentrierter) Apfelsaft ohne Zusätze. Natürliches Süßungsmittel für Süßspeisen oder Salatsaucen.

Birnendicksaft – konzentrierter Birnensaft, siehe Apfeldicksaft.

Buchweizen – als ganze Körner, »Grütze« und Mehl erhältlich. Wird wie Getreide verwendet, ist jedoch der Samen eines Knöterichgewächses. Enthält viel Kalium, Magnesium, Eisen, Lezithin, Vitamine, Schleimstoffe. Ist leicht bekömmlich und schnell gar. Mehl braucht für Pfannkuchen oder Waffeln kein oder wenig Bindemittel.

Butter – leicht verdauliches natürliches (wenig verarbeitetes) Fett, das auch in kleinen Mengen den Wohlgeschmack von Speisen verfeinert.

Crème fraîche – saure Sahne mit mindestens 30 % Fettgehalt. Enthält Milchsäure. Bleibt auch in warmen Speisen »stabil«, bindet und verfeinert den Geschmack auch in kleinen Mengen.

Dinkel – Vorläufer und Verwandter von Weizen. Sehr mineralstoffreich, besonders gut bekömmlich. Enthält mehr Klebereiweiß als Weizen und läßt sich daher zu besonders lockerem Brot und Brötchen verarbeiten. Als ganze Körner, Perldinkel (geschliffen), Dinkelgrieß, Dinkelvollkornmehl und »weißes« Dinkelmehl Type 630 (zum Beispiel im Reformhaus) erhältlich.

Frischkäse – (Doppelrahm-Frischkäse) mindestens 60 % Fettgehalt in der Trockenmasse. Schmilzt in heißen Speisen, bindet und rundet den Geschmack ab: in Flöckchen in die Speise geben, 2–3 Minuten zudecken, dann darunterrühren.

Gemüse – Einkauf von Gemüse ist Vertrauenssache. Schönes Aussehen (Handelsklassen) sind kein Kriterium für gute Qualität (Nährstoffdichte). Aromatischer Duft kann auf Qualität und Frische hindeuten. Immer nach der Jahreszeit, möglichst aus der Region von naturnahen Anbauern kaufen. Richten Sie Ihren Speisezettel möglichst immer nach dem Angebot. Zu Hause möglichst schnell verbrauchen, im Gemüsefach des Kühlschranks aufbewahren.

Gerste – Nacktgerste (spelzenlose Züchtung) oder geschälte Gerste ist Vollkorngerste. Graupen und Perlgraupen sind polierte Gerste. Als ganze Körner, Graupen oder Grütze (Schrot) erhältlich. Mehl im Reformhaus oder Naturkostladen mahlen lassen. Wegen der Schleimstoffe seit langem als Heilnahrung bekannt, leicht und bekömmlich.

Getreide – alle Arten im Reformhaus, Naturkostladen oder in der Mühle erhältlich, fast alle Getreidearten im Supermarkt. Auch bei Getreide auf das Haltbarkeitsdatum achten. Zu Hause kühl und trocken lagern, vor Insekten schützen, kleine Mengen am besten in verschlossenen Vorratsdosen lagern. Fast alle Reformhäuser und Naturkostläden mahlen auf Wunsch die Körner. Zum Backen, für Waffeln und für Lieblingsspeisen am besten das frische Mehl neben den entsprechenden ganzen Körnern für höchstens 3–4 Wochen vorrätig halten. Gemahlenes Getreide wird wegen des darin enthaltenen Keimöls schnell ranzig, besonders Weizen. Für Müsli am besten frisch mahlen. Zum Kochen und für Müsli reicht meist eine einfache Handmühle. Bei ständigem größeren Bedarf und zum Backen lohnt sich die Anschaffung einer elektrischen Mühle. Es gibt viele Modelle, angefangen von relativ preiswerten »Mahlvorsätzen« zu Küchenmaschinen oder Mühlen mit separatem Motorblock bis zu Mühlen mit Mahlsteinen von etwa 500 DM aufwärts. Erhältlich in gut sortierten Elektrogeschäften, auch in vielen Naturkostläden – lassen Sie sich dort beraten.

Grünkern – ist Dinkel, der in der Milchreife geerntet und dann auf Holzkohlenfeuer gedarrt wird. Eiweiß- und mineralstoffreich, wohlschmeckend und leicht bekömmlich. Als ganze Körner, Grünkernreis (geschliffen), als Grünkerngrieß und -mehl erhältlich. Grünkern gibt übrigens auch vielen Fertigsuppen den herzhaften Geschmack.

Hafer, Haferflocken – Nackthafer (spelzenlose Züchtung) oder entspelzter Hafer sind als ganze Körner oder als Grütze (Schrot) erhältlich. Grobe Haferflocken sind gequetschte ganze Haferkörner, meist als »Vollkornhaferflocken« im Handel. Daraus können Sie Porridge oder Haferschleim kochen. Für die schnellere Zubereitung sind die feinen Haferflocken, zum kalten oder warmen An-

rühren von Haferschleim die Schmelzflocken gedacht. Besonders bei den Flocken auf das Haltbarkeitsdatum achten.

Hirse – eines der mineralstoffreichsten Getreide, enthält Kieselsäure, Magnesium und Lezithin. Gut bekömmlich und schnell gar. Als ganze Körner (goldgelbe Speisehirse) erhältlich. Im Reformhaus oder Naturkostladen zu Mehl mahlen lassen oder im Kompaktmixer selbst mahlen.

Hülsenfrüchte – enthalten außer wertvollem pflanzlichen Eiweiß viele Mineralstoffe und Ballaststoffe. In Kombination mit Getreide ist das Eiweiß besonders wertvoll. Einweichen mit der etwa dreifachen Wassermenge für mindestens 8 Stunden verkürzt die Garzeit. Wegen der kurzen Garzeiten ohne Einweichen werden für die Rezepte dieses Buches hauptsächlich geschälte halbe rote Linsen verwendet. Im Reformhaus, Naturkostladen, in der Feinkostabteilung im Supermarkt oder im türkischen/indischen Lebensmittelgeschäft erhältlich.

Ingwer – als Ingwerpulver im Gewürzregal erhältlich. Besser ist es jedoch, frische Ingwerknolle (Feinkostgeschäft, Asienladen) zu kaufen. Die Knolle dünn schälen und fein reiben.

Joghurt – nur »Naturjoghurt mit lebenden Kulturen« aus Vollmilch oder entrahmter Milch einkaufen. Nach Wunsch daraus Fruchtjoghurt selbst herstellen.

Kakao, Kakaopulver – wird schwach oder stark entölt angeboten. Wegen des Fettgehalts trocken, bei möglichst gleichbleibender Temperatur in geschlossener Vorratsdose aufbewahren. Schokolade und Instant-Kakao enthalten viel Zucker, deshalb Süßspeisen oder Getränke lieber mit Kakaopulver und einem natürlichen Süßungsmittel nach eigener Wahl selbst zubereiten.

Kräuter – sind die wichtigsten Gewürze in der Vollwertküche. Frische Kräuter immer erst kurz vor dem Essen zerkleinern und unter die Speisen mischen. Wenn Garten, Fensterbank, Balkon oder Markt keine frischen Kräuter mehr liefern, gefriergetrocknete oder getrocknete, gerebelte verwenden. Gefriergetrocknete Kräuter gibt es in Gläsern vakuumverpackt. Getrocknete, gerebelte Kräuter in Gewürztüten oder -gläsern.

Mascarpone – Frischkäse mit 70–80 % Fettgehalt i. Tr. Bindet auch in kleinen Mengen und rundet den Geschmack ab.

Milch – am besten die Frischmilch mit natürlichem Fettgehalt, in Ausnahmefällen die entrahmte oder teilentrahmte Frischmilch verwenden.

Miso – fermentierte (milchsauer vergorene) Paste aus Sojabohnen, Getreide und Salz. Im Naturkostladen, Reformhaus oder Asienladen erhältlich. Das goldbraune Gerstenmiso (Mugi-Miso) ist für die meisten europäischen Zungen angenehmer als das fast schwarze Hatcho-Miso. Die Paste ist fast unbegrenzt haltbar und kann in kleinen Mengen zum Würzen und Binden herzhafter Speisen verwendet werden. In Japan gilt die Misosuppe als Medizin aus der Küche: 1 Teelöffel Misopaste nach und nach mit $1/4$ l kochendheißem Wasser glattrühren (in Japan wird Fischbrühe verwendet), eventuell 1 Teelöffel Öl hinzufügen und Tofuwürfel darin heiß werden lassen, mit Kräutern verfeinern.

Öl – für Rohkost oder als Fettzugabe nach dem Garen nur kaltgepreßte Öle verwenden. Zum Braten (in der beschichteten Pfanne) Öle verwenden, die wenig mehrfach ungesättigte Fettsäuren enthalten, beispielsweise Olivenöl. Angebrochene Ölflaschen immer gut verschließen, kühl und nicht zu lange lagern.

Quark – ist eine der leicht verdaulichsten Eiweißnahrungen, als Magerquark, Quark mit 20 % Fettgehalt in der Trockenmasse und als Sahnequark mit 40 % Fettgehalt in der Trockenmasse erhältlich. Sahnequark können Sie mit selbstbestimmtem Fettgehalt aus Magerquark und flüssiger Sahne anrühren.

Quinoa – sprich: »kin-wa«. Besonders mineralstoffreiche Getreidekörner aus Südamerika. Im Reformhaus, Naturkostladen und Eine-Welt-Laden erhältlich. Sie sind schnell gar und gut verdaulich.

Reis – Naturreis ist ungeschälter Reis. Als Langkorn-, Basmati- und Rundkornreis und als Reismehl im Reformhaus, Naturkostladen und Supermarkt oder im Asienladen erhältlich. Ungeschälter Reis hat fast die doppelte Garzeit von geschältem Reis (40 statt 20 Minuten). Trotzdem statt »parboiled« (vorgegartem) Reis lieber frisch kochen: zum Energiesparen eventuell in einem gut hitzespeichernden Topf oder einer Kochkiste die letzten 15 Minuten ohne Energie ausquellen lassen.

Roggen – enthält viele Mineralstoffe, wie Kieselsäure, Kalzium, Kalium, Fluor, Magnesium. Als ganze Körner und Vollkorn- oder helleres Mehl (Type 997) erhältlich.

Sahne – wenig verändertes Naturprodukt aus der Molkerei. Ist leicht verdaulich, bindet auch in kleinen Mengen Speisen und rundet den Geschmack ab.

Saure Sahne – 10% Fettgehalt, enthält Milchsäure und Milcheiweiß. Naturprodukt aus der Molkerei. Vor dem Verfeinern von Speisen und Salatsaucen glattrühren.

Schmand – löffelfeste saure Sahne mit mindestens 20% Fettgehalt, siehe saure Sahne.

Sesam – enthält viele Mineralstoffe, wichtiger Kalziumlieferant. Als ungeschälte (braune) und geschälte (weiße) Samen im Reformhaus, Naturkostladen und Feinkostregal im Supermarkt erhältlich.

Sojamehl – als Vollsojamehl (mit vollem Fettgehalt) und fettarmes Sojamehl im Reformhaus erhältlich. Als Vollsojamehl auch im Naturkostladen oder Supermarkt. Kann nicht frisch gemahlen werden. Die Sojabohnen werden vorbehandelt, dann wird puderfeines, goldgelbes Mehl daraus hergestellt, das auch roh zur Anreicherung mit pflanzlichem Eiweiß, Lezithin und vielen Mineralstoffen verwendet werden kann.

Sojamilch – wird aus gequollenen Sojabohnen hergestellt. Milchersatz bei Kuhmilchallergie.

Tofu – wird aus geronnener Sojamilch hergestellt. Pflanzliche Eiweißnahrung in besonders leicht verdaulicher Form. Tofu ist praktisch geschmacksneutral. Ein schnelles Rezept: Tofu in Scheiben schneiden, diese mit Sojasauce beträufeln, in wenig Öl bei milder Hitze auf jeder Seite in etwa 5 Minu-

ten goldbraun braten, eventuell pfeffern oder mit Kräutern bestreuen.

Trockenfrüchte – möglichst ungeschwefelte entsteinte Früchte einkaufen. Vor Verwendung in einem Sieb unter fließendem Wasser waschen, sehr harte Früchte in Wasser über Nacht einweichen.

Vanille – für die Vollwertküche gibt es feingemahlene Vanilleschoten im Reformhaus oder Naturkostladen. Zum Würzen genügt eine Prise davon. Im Supermarkt erhalten Sie die gemahlene Vanille mit Zucker gemischt = Bourbon-Vanillezucker.

Vollkorngrieß – meist aus Weizen oder Hartweizen, auch aus Dinkel und Grünkern. Vollkorngrieß in verschlossener Vorratsdose lagern.

Weizen – leicht verdaulich, gute Backeigenschaften. Die Vitamine und Mineralstoffe befinden sich hauptsächlich in den Randschichten. Als ganze Körner, Grieß, Schrot, Vollkornmehl, auch als Mehl Type 405 und 1050 erhältlich. Weizen möglichst frisch mahlen und als Mehl kühl, gut verschlossen und nicht zu lange lagern. Das im Keim enthaltene Weizenkeimöl wird schnell ranzig.

Zitronen- oder Orangenschale – von unbehandelten Früchten abreiben. Sparsam als Gewürz zu Süßspeisen verwenden. Die Früchte vor dem Abreiben heiß waschen, gut trockentupfen.

Zuckerrohrgranulat – schonend hergestellter Zucker aus eingedicktem Zuckerrohrsaft, enthält viele Mineralstoffe.

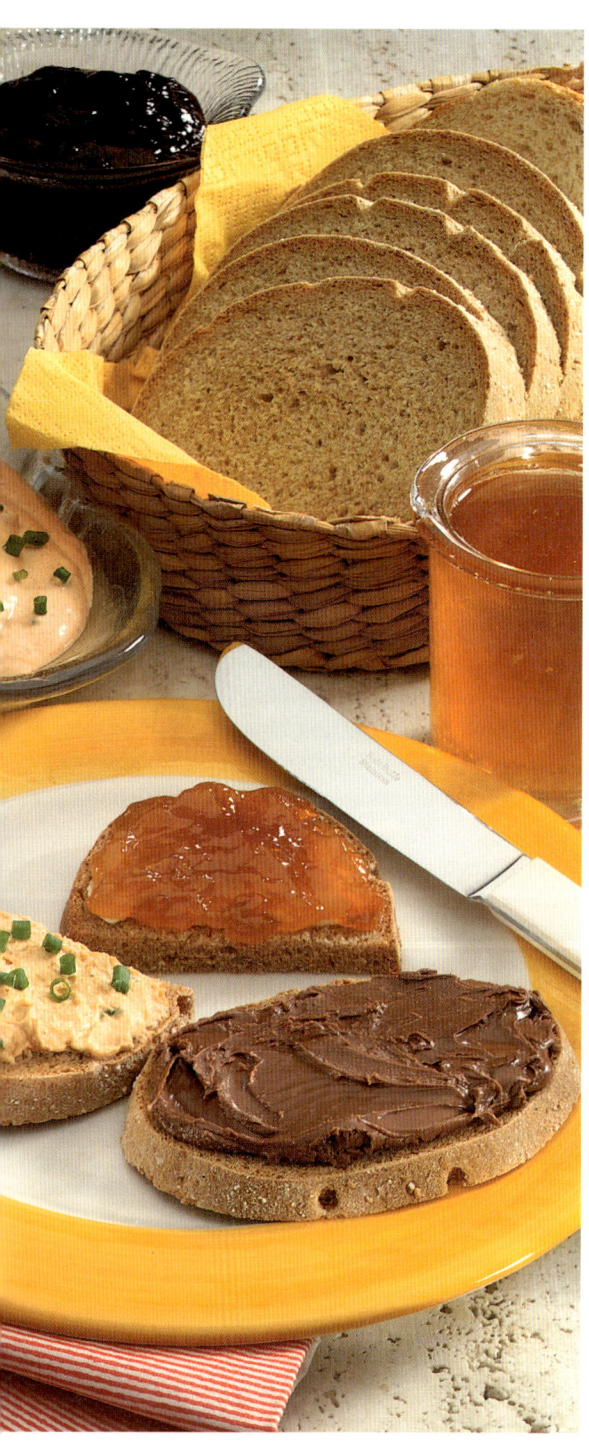

Frühstück

Den Tag können Sie »vollwertiger« beginnen als mit weißen Brötchen und Marmelade. Müsli, Vollkornbrot oder -brötchen mit gesunden Aufstrichen bieten schon morgens ein ausgewogenes Nährstoffangebot. Vielleicht haben Sie aber lieber etwas ganz leicht Verdauliches, eventuell Süßes: Dann wählen Sie einen warmen Frühstücksbrei aus diesem Kapitel oder aus den Schonkostrezepten. Besonders gut schmecken auch Waffeln (Seite 88/89) mit Käse oder Quark ergänzt. Die erste Mahlzeit des Tages kann auch nur aus Obst bestehen.

Auf jeden Fall nehmen Sie sich Zeit und Ruhe zum Essen, ganz gleich, ob Sie bald nach dem Aufwachen oder erst viel später Appetit auf das Frühstück haben.

Dinkel-Toastbrot

- Mineralstoffreich

Zutaten für 1 Kastenform von 24 cm Länge:
500 g Dinkelvollkornmehl
1 EL Sojamehl
1 Würfel Hefe (42 g) (ersatzweise 1 Päckchen Trockenhefe)
1 EL Honig
500 g saure Sahne
1 TL Salz
Fett für die Form

- Bei 24 Scheiben pro Stück etwa:
  417 kJ/100 kcal
  4 g E, 3 g F, 14 g KH, 2 g Bst

- Zubereitungszeit: 15 Minuten
- Ruhezeit: 1 Stunde
- Backzeit: 35 Minuten

1. Das Mehl und das Sojamehl in eine Rührschüssel geben. In die Mitte eine Mulde drücken, die Hefe hineinbröckeln oder die Trockenhefe hineinstreuen. Den Honig über die Hefe geben. Etwa ein Drittel der sauren Sahne mit dem Honig, der Hefe und etwas von dem Mehl verrühren, dann 15–20 Minuten zugedeckt an einem warmen Ort stehen lassen, bis der Teig etwas aufgegangen ist.

2. Dann die restliche saure Sahne und das Salz hinzufügen und alles zu einem glatten Teig kneten. Den Teig zugedeckt 15–20 Minuten gehen lassen.

3. Die Form fetten. Den Teig nochmals kneten und in die Form drücken. Zugedeckt an einem warmen Ort 15–20 Minuten gehen lassen, bis sich das Teigvolumen um mindestens ein Drittel vergrößert hat.

4. Das Brot im Backofen (unten, Umluft: 180°) bei 200° in 35 Minuten goldbraun backen. Noch 5–10 Minuten im ausgeschalteten Backofen stehen lassen, dann herausnehmen. In der Form etwas abkühlen lassen, dann herausnehmen und auf einem Kuchengitter auskühlen lassen. Das Toastbrot bleibt 3–4 Tage frisch.

Mit Weizenmehl und Quark: *Variante*
Statt Dinkelmehl Weizenvollkornmehl verwenden. Und/oder statt saurer Sahne 100 g Quark (Magerstufe) und 200 g Sahne und etwa 100 ml Wasser verwenden. Mit der Sahne bekommt das Brot noch bessere Toasteigenschaften.

Joghurtbrot

- Ballaststoffreich

Zutaten für 1 Backblech:
50 g Mehl Type 405 · 2 TL Backpulver
1 TL Salz · 1 TL Kümmel
$^{1}/_{2}$ TL gemahlener Koriander
250 g Weizenvollkornmehl
250 g Vollmilchjoghurt
1 EL Öl
Fett oder Backpapier für das Blech

- Pro Viertel etwa: 1184 kJ/283 kcal
  10 g E, 7 g F, 44 g KH, 9 g Bst
- Zubereitungszeit: 15 Minuten
- Backzeit: 35–40 Minuten

1. Das Blech fetten. Alle Zutaten in der angegebenen Reihenfolge zu einem krümeligen Teig vermengen. Dann mit etwa 50 ml Wasser zu einem glatten Teig kneten.

2. Den Teig auf dem Blech zu einem Fladen von knapp 20 cm ⌀ flachdrücken und kreuzweise einschneiden. Das Brot sofort in den kalten Backofen (Mitte) schieben und in 35–40 Minuten bei 180° (Umluft 160°) goldbraun backen. Noch 5–10 Minuten im ausgeschalteten Backofen stehen lassen, dann herausnehmen.

3. Das Brot auf einem Kuchengitter 15 Minuten abkühlen lassen, dann vorsichtig an den Einschnittstellen auseinanderbrechen.

Mit Dinkel und Quark: *Variante*
Statt Weizenvollkornmehl Dinkelmehl verwenden, dann den Joghurt durch 250 g Magerquark ersetzen.

Trockenfrucht-marmelade

- Mineralstoffreich

Zutaten für etwa 250 g Marmelade:
100 g Trockenpflaumen ohne Stein
50 g getrocknete Aprikosen ohne Stein
$^1/_4$ l Orangensaft
1 EL Zitronensaft
1 TL Honig

- Pro Portion etwa: 133 kJ/32 kcal
  0,5 g E, 0,1 g F, 7 g KH, 0,9 g Bst
- Zubereitungszeit: 30 Minuten

1. Die Trockenfrüchte waschen. Die Pflaumen halbieren, die Aprikosen vierteln. Die Früchte mit dem Orangen- und dem Zitronensaft in einem kleinen Topf zugedeckt bei kleiner Hitze 20 Minuten köcheln lassen.

2. Den Topf vom Herd nehmen und den Inhalt etwas abkühlen lassen. Dann mit dem Pürierstab fein pürieren, den Honig darunterrühren.

3. Die Marmelade in ein Schraubglas füllen. Sie bleibt im Kühlschrank 5 Tage frisch.

Varianten

Mit Gewürzen: Je 1 kleine Prise Zimt- und Nelkenpulver mit dem Saft in den Topf geben.

Besonders süß: Zusätzlich 50 g gewürfelte getrocknete Feigen, Birnen oder Datteln dazugeben. Feigen und Birnen von den harten Stengelansätzen befreien, Datteln entsteinen.

Nougatcreme

- Mineralstoffreich

Zutaten für etwa 300 g Brotaufstrich:
50 g feingemahlene Haselnüsse
2 EL Sojamehl
2 EL Kakaopulver
100 g Sahne
1 Prise gemahlene Vanille (aus dem Reformhaus)
1 Prise Zimt
50 g Honig
1 EL Haselnußmus

- Pro Portion etwa: 338 kJ/81 kcal
  2 g E, 6 g F, 5 g KH, 0,7 g Bst
- Zubereitungszeit: 15 Minuten

1. Die Nüsse mit dem Sojamehl und dem Kakaopulver mischen. Die Sahne in einem Topf mit der Vanille und dem Zimtpulver aufkochen, den Topf vom Herd nehmen. Den Honig und das Nußmus hinzufügen und mit dem Schneebesen und der Sahne glattrühren. Die Nußmischung auf einmal hinzufügen und alles glattrühren.

2. Die Nougatcreme in ein Schraubglas oder ein verschließbares Gefäß füllen. Sie bleibt im Kühlschrank 5 Tage frisch und schmeckt als Aufstrich auf Toast- oder Knäckebrot oder auf Brötchen.

Info

Für die Nougatcreme können Sie »Vollsoja« oder »Soja fettarm« verwenden. Vollsojamehl enthält im höheren Fettanteil auch mehr Sojalezithin, das als Emulgator die Gerichte cremig macht.

Rosé Quark

- Eiweißreich

Zutaten für etwa 250 g Brotaufstrich:
200 g Magerquark
1 EL Walnußöl (ersatzweise Sonnenblumenöl)
1 EL Crème fraîche
1 TL Senf
1 Prise Salz
1 TL Paprikapulver, edelsüß
1 Prise schwarzer Pfeffer nach Belieben
1 Schalotte
1 EL Schnittlauchröllchen

- Pro Portion etwa: 1335 kJ/319 kcal
  29 g E, 18 g F, 10 g KH, 1 g Bst
- Zubereitungszeit: 10 Minuten

1. Den Quark mit dem Öl, der Crème fraîche,
dem Senf, dem Salz, dem Paprikapulver und
eventuell auch dem Pfeffer glattrühren. Die
Schalotte schälen und sehr fein würfeln, mit
dem Schnittlauch unter den Quark mischen.
Wenn nötig, mit Salz nachwürzen.

2. Den Quark in einem verschließbaren Gefäß im Kühlschrank aufbewahren, er bleibt
dort 2 Tage frisch.

Grüner vegetarischer Brot- *Variante*
aufstrich: Statt Quark 1 große
vollreife Avocado mit einer Gabel
fein zerdrücken, mit den übrigen Zutaten gut vermischen. Statt Crème fraîche
Zitronensaft verwenden, das Paprikapulver
durch 1 Prise Cayennepfeffer ersetzen.

Miso-Linsencreme

- Kalorienarm

Zutaten für etwa 400 g Brotaufstrich:
100 g geschälte rote Linsen
1 Zwiebel · 3 Knoblauchzehen
1 Apfel
1 Lorbeerblatt · 3 Gewürznelken
3 schwarze Pfefferkörner
1 TL Thymianblättchen
2 EL Miso (Gersten- oder Reismiso, aus
dem Reformhaus) · 3 EL Olivenöl

- Pro Portion etwa: 231 kJ/56 kcal
  2 g E, 3 g F, 5 g KH, 4 g Bst
- Zubereitungszeit: 15 Minuten

1. Die Linsen mit 400 ml Wasser in einen
Topf geben. Die Zwiebel und die Knoblauchzehen schälen, die Zwiebel klein, die Knoblauchzehen grob würfeln. Den Apfel vierteln,
schälen, vom Kernhaus befreien. Alle Zutaten mit dem Lorbeerblatt, den Nelken, den
Pfefferkörnern und dem Thymian zu den
Linsen geben und alles 20 Minuten köcheln
lassen, dann 10 Minuten auf der ausgeschalteten Herdplatte ausquellen lassen.

2. Die Linsen abgießen, die Flüssigkeit eventuell für eine Suppe auffangen. Inzwischen
das Miso mit 2 Eßlöffeln Öl in einer großen
Schüssel verrühren. Dann von der Linsenmasse 3–4 Eßlöffel durch ein Sieb in die
Schüssel drücken, die Masse glattrühren. Die
restliche Linsenmasse durchpassieren, das
restliche Öl hinzufügen und alles glattrühren.

3. Die Miso-Linsencreme in ein verschließbares Gefäß füllen. Sie bleibt im Kühlschrank
5 Tage frisch.

Quarkmüsli

■ Ballaststoffreich

50 g getrocknete Feigen (etwa 5 Stück)
200 g Magerquark
100 ml Orangensaft
2 Bananen
2 TL flüssiger Honig nach Belieben
2 EL gemahlene Leinsamen

■ Pro Portion etwa: 1548 kJ/370 kcal
   22 g E, 7 g F, 52 g KH, 11 g Bst
■ Zubereitungszeit: 5 Minuten

1. Die Feigen von den Stengelansätzen befreien und klein würfeln, dann mit dem Quark mischen, dabei den Saft nach und nach dazugießen, jeweils glattrühren.

2. Die Bananen schälen, in dünne Scheiben schneiden, daruntermischen. Eventuell mit dem Honig süßen. Das Müsli in zwei Schalen verteilen und mit je der Hälfte der Leinsamen bestreuen. Die Leinsamen erst kurz vor dem Servieren oder beim Essen daruntermischen.

Info

Frisch gemahlen schmecken Leinsamen am besten. Sie behalten ihr nußartiges Aroma, wenn sie in den Speisen noch nicht quellen. Sie quellen im Darm und daher kommt ihre günstige Wirkung. Zum Quellen brauchen sie jedoch viel Flüssigkeit. Trinken Sie deshalb immer reichlich, wenn Sie Leinsamen essen.

Haferkraft-Müsli

■ Aufbaukost

2 EL Vollkornhaferflocken
2 EL Haferkleie · 2 EL Sojamehl
2 EL Rosinen · 2 EL gehackte Haselnüsse
2 EL gemahlene Leinsamen
1 EL Kakaopulver · 1 Apfel oder 1 Birne
100 g Beeren (Him-, Erd- oder Heidelbeeren, auch gemischt, frisch oder tiefgekühlt und aufgetaut)
200 ml Milch
2 TL flüssiger Honig oder Ahornsirup

■ Pro Portion etwa: 2213 kJ/529 kcal
   24 g E, 29 g F, 41 g KH, 24 g Bst
■ Zubereitungszeit: 10 Minuten

1. Die Haferflocken mit der Kleie, dem Sojamehl, den Rosinen, den Haselnüssen, den Leinsamen und dem Kakao mischen.

2. Den Apfel oder die Birne vierteln, schälen, vom Kernhaus befreien, klein würfeln und gleich daruntermischen. Die Beeren verlesen, eventuell waschen.

3. Die Milch mit dem Honig oder dem Ahornsirup, den Beeren und dem Müsli verrühren. Müsli in zwei Schalen füllen.

Variante

Ohne Milch: 1 Eßlöffel Mandelmus, in 200 ml lauwarmem Wasser glattgerührt, ersetzt die Milch.

Info

Das Haferkraft-Müsli ist ideal als selbstgemachtes »Fertigmüsli« für den Vorrat. Alle trockenen Zutaten mischen und in einer geschlossenen Dose aufbewahren.

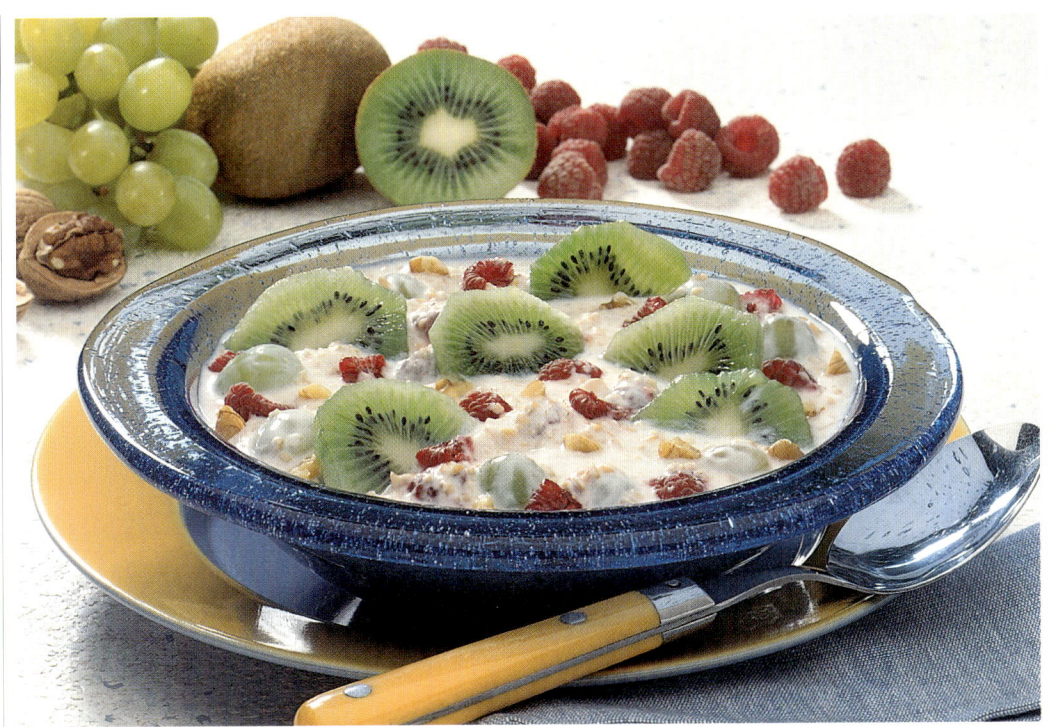

Joghurt-Früchte-Müsli

- Calciumreich

5 EL Weizen, Dinkel oder Gerste, frisch fein-
geschrotet (ersatzweise 10 EL Flocken)
50 g Himbeeren, frisch oder tiefgekühlt und
angetaut
250 g Joghurt
150 g Weintrauben
2 EL grob gehackte Walnußkerne
1–2 EL Ahornsirup (ersatzweise Honig)
2 Kiwi

- Pro Portion etwa: 1548 kJ/370 kcal
  10 g E, 12 g F, 51 g KH, 8g Bst
- Zubereitungszeit: 10 Minuten

1. Den Schrot in Wasser über Nacht zugedeckt im Kühlschrank quellen lassen. Am
nächsten Tag die Himbeeren verlesen und
eventuell waschen, in einer Schüssel mit
dem Joghurt und dem Schrot (Wasser abgießen) gut verrühren. Die Beeren sollen zerfallen.

2. Die Weintrauben waschen, von den Stielen zupfen, eventuell halbieren und dabei
entkernen. Die Trauben und die Nüsse mit
dem Müsli verrühren. Das Müsli mit dem
Ahornsirup süßen.

3. Das Müsli in zwei Portionsschalen füllen.
Die Kiwi schälen, in Scheiben schneiden
und das Müsli damit appetitlich garnieren.

Porridge

■ Sehr bekömmlich

50 g Vollkornhaferflocken
Salz
1 EL Butter

■ Pro Portion etwa: 544 kJ/130 kcal
  3 g E, 6 g F, 16 g KH, 1 g Bst
■ Zubereitungszeit: 15 Minuten

1. Die Haferflocken mit 1 Prise Salz und 400 ml Wasser unter ständigem Rühren aufkochen lassen, dann unter gelegentlichem Umrühren bei kleiner Hitze im offenen Topf 10 Minuten kochen lassen.

2. Den Topf vom Herd nehmen. Den Brei nach Belieben mit Salz würzen. In zwei Portionsschüsseln oder tiefen Tellern verteilen, je die Hälfte der Butter in die Mitte geben. Die flüssige Butter vor dem Essen einrühren.

Varianten

Süßes Porridge: Kein Salz verwenden, dafür 50 g gewaschene Korinthen und 1 Prise Zimtpulver mit den Haferflocken kochen. Statt Butter 2 Eßlöffel Sahne oder 2 Teelöffel Haselnußmus in die Mitte der Portionen geben. Nach Geschmack mit 1–2 Teelöffeln Honig süßen.

Schoko-Porridge: Zubereiten wie süßes Porridge, jedoch mit den Korinthen noch 2 Eßlöffel Kakaopulver hinzufügen.

Mandelreis mit Mango

■ Ballaststoffreich

4 getrocknete Datteln
4 EL gehackte Mandeln
4 EL feingemahlener Naturreis
(ersatzweise 8 EL Reisflocken)
1 vollreife Mango
1 Prise gemahlene Vanille (aus dem Reformhaus)
1–2 TL Zitronensaft nach Belieben
2–3 TL Honig nach Belieben

■ Pro Portion etwa: 1757 kJ/420 kcal
  7 g E, 12 g F, 70 g KH, 9 g Bst
■ Zubereitungszeit: 10 Minuten

1. Die Datteln halbieren, dabei von den Steinen befreien, das Fruchtfleisch fein würfeln und mit den Mandeln und dem Reismehl in einem Topf mischen. $\frac{1}{2}$ l Wasser dazugießen und unter Rühren 5 Minuten kochen lassen.

2. Inzwischen Mango schälen, das Fruchtfleisch in kleinen Stücken vom Stein schneiden und in zwei tiefen Tellern verteilen. Den Topf vom Herd nehmen. Den Reisbrei mit der Vanille und/oder dem Zitronensaft und/oder dem Honig würzen, mit der Mango vermischen.

Variante

Mit anderen Zutaten: Die Datteln können durch getrocknete Feigen oder 2 Eßlöffel kleingehackte Rosinen ersetzt werden. Statt Mandeln passen grob gehackte Walnußkerne, die jedoch erst nach dem Kochen unter den Reisbrei gerührt werden. In der Saison schmecken auch 250 g Erdbeeren oder süße Kirschen.

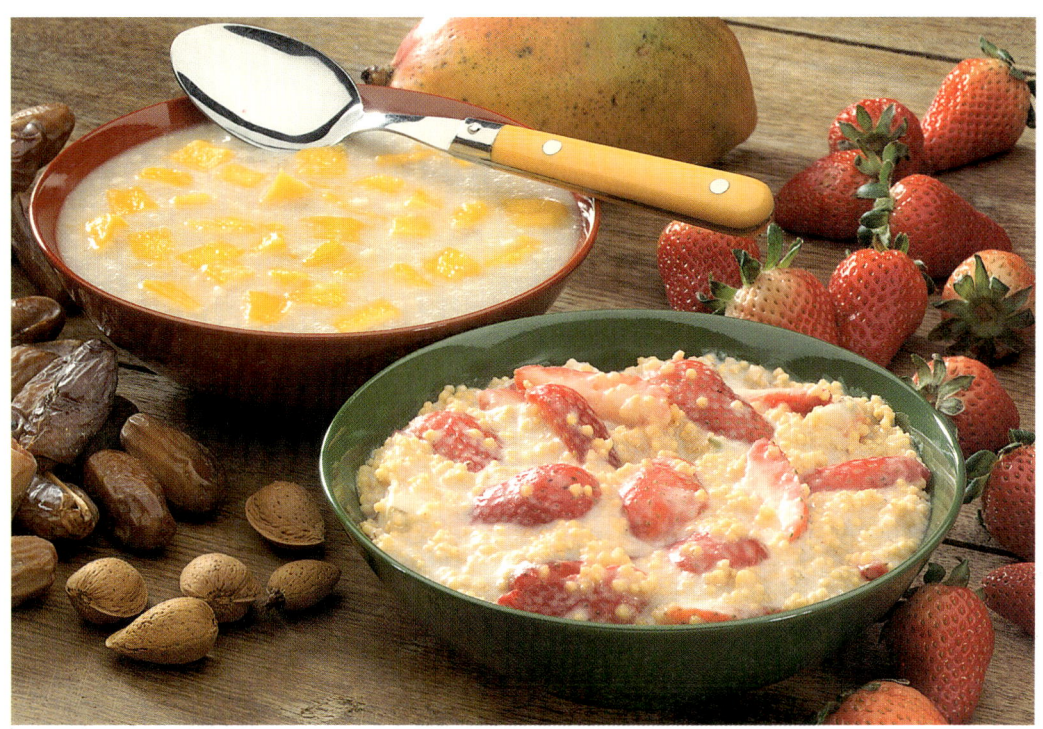

Hirsebrei mit Erdbeeren

- Mineralstoffreich

50 g Hirse
$1/8$ l Apfelsaft
abgeriebene Schale von $1/4$ unbehandelten
Zitrone
200 g Erdbeeren
2 EL Sahne
2 TL Ahornsirup nach Belieben

- Pro Portion etwa: 858 kJ/205 kcal
  4 g E, 6 g F, 33 g KH, 5 g Bst
- Zubereitungszeit: 10 Minuten
- Garzeit: 30 Minuten

1. Die Hirse mit dem Apfelsaft, der Zitronen-schale und $1/8$ l Wasser zugedeckt bei kleiner Hitze 20 Minuten köcheln lassen. Dann auf der ausgeschalteten Herdplatte noch 5–10 Minuten ausquellen lassen.

2. Inzwischen die Erdbeeren waschen, put-zen, je nach Größe halbieren oder vierteln. Die Hirse in zwei Portionsschüsseln oder tiefen Tellern verteilen, mit je der Hälfte der Sahne und den Erdbeeren mischen. Nach Geschmack mit Ahornsirup süßen.

Ohne Milch: Sie können *Variante* die Sahne durch je 1 Teelöffel Cashewnuß- und Mandelmus er-setzen. Zuerst das Mus in den heißen Hirsebrei rühren, danach die Früchte dazu-geben.

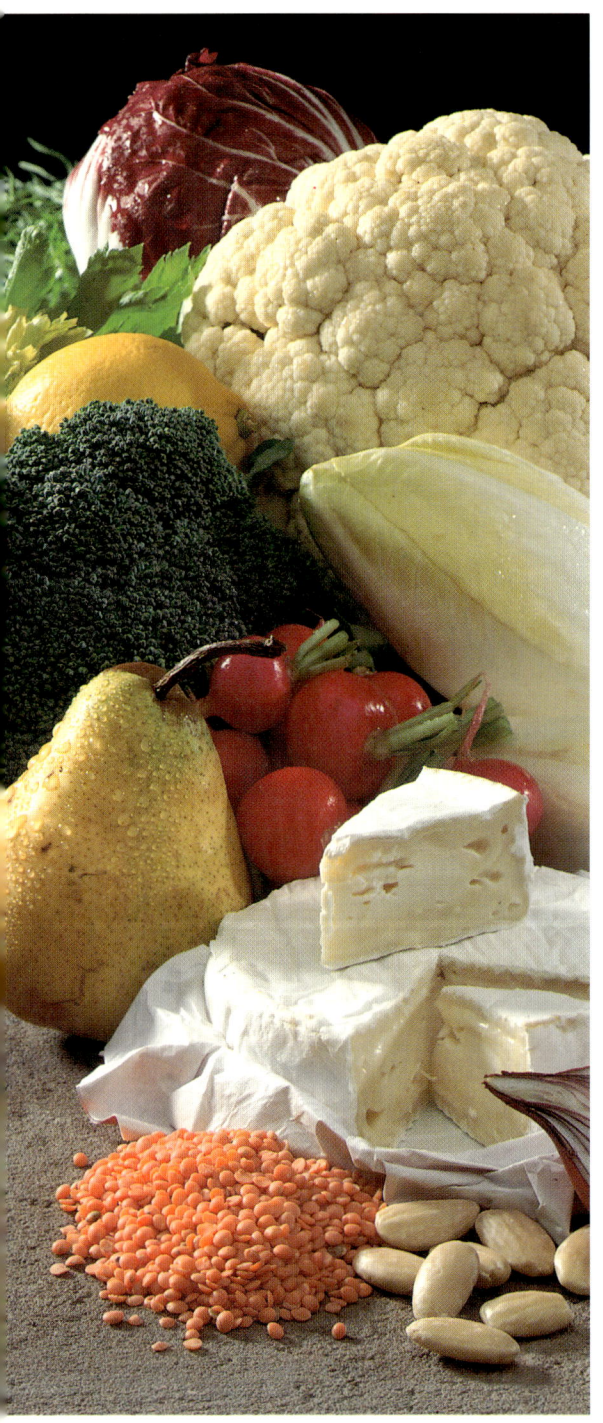

Snacks

Zwischenmahlzeiten sollen helfen, das Wohlbefinden besser über den ganzen Tag zu erhalten. Das erreichen Sie nicht mit Süßigkeiten, die wegen des oft hohen Fettgehaltes zu Recht Kalorienbomben genannt werden. Obst und Gemüse liefern mit wenig Nahrungsenergie viele Vitamine, Mineralstoffe und sekundäre Pflanzenstoffe, die Ihrer Gesundheit nutzen, Sie beleben und erfrischen. Wenn es schnell gehen muß, essen Sie frisches Obst, Naturjoghurt oder Sonnenblumenkerne. Als Snack zwischendurch schmecken auch rohe Möhren, Kohlrabi oder Fenchel, ergänzt mit einer Waffel oder einem Keks aus Vollkornmehl. Besonders wertvoll ist rohes Sauerkraut mit Kümmelsamen und etwas Oliven- oder Leinöl.

Illustriertes Gemüse

■ Reich an sekundären Pflanzenstoffen

200 g Blumenkohlröschen
200 g Brokkoliröschen
1 TL Salz
1 TL Zitronensaft
1 Prise Muskatnuß
4 Radieschen
20 g Feldsalat
1 EL Butter
1 Prise weißer Pfeffer
1 kleine rote Zwiebel
1 Scheibe Vollkorntoastbrot
50 g Butterkäse
2 TL Sahnequark

- Pro Portion etwa: 929 kJ/222 kcal
  14 g E, 12 g F, 14 g KH, 8 g Bst
- Zubereitungszeit: 20 Minuten

1. Die Blumenkohl- und Brokkoliröschen waschen, putzen, je nach Größe längs halbieren oder vierteln. In $^1/_4$ l Wasser mit dem Salz, dem Zitronensaft und dem Muskat in 10 Minuten bißfest garen.

2. Inzwischen die Radieschen und den Feldsalat waschen und putzen. Die Radieschen halbieren und abwechselnd mit dem Feldsalat auf die Tellerränder von 2 flachen Tellern verteilen. Das Gemüse mit einem Schaumlöffel aus dem Topf nehmen und auf den Tellern verteilen.

3. Den Topf vom Herd nehmen, die Kochflüssigkeit mit der Butter und dem Pfeffer zu einer Sauce rühren. Die Zwiebel schälen, quer in dünne Ringe schneiden, auf dem Gemüse verteilen. Die Sauce darüber träufeln. Das Brot toasten, vierteln, den Käse in Streifen schneiden, beides auf dem Gemüse verteilen. Den Quark in die Mitte geben.

Mit Möhren: Statt Blumenkohl und Brokkoli können Sie Rosenkohl und Möhren verwenden, dazu passen Rucola und 2 Tomaten statt Feldsalat und Radieschen.

Varianten

Mit Spargel: Gemüse zubereiten aus Spargel, Zuckerschoten und Eichblattsalat, statt Radieschen schmecken dazu Erdbeeren gut.

Mit Lachs: 200 g Lachs auf dem Gemüse mitgaren, dann herausnehmen, von der Haut und den Gräten befreien und in mundgerechte Stücke zerpflücken.

Apfel-Käse-Snack

- Mineralstoffreich

2 Scheiben Roggenbrot
1 EL Butter
2 Salatblätter
1 großer Apfel
50 g Greyerzer oder Emmentaler
1 kleine rote Zwiebel
2 TL Walnußöl (ersatzweise Olivenöl)
1 TL Senf
1 EL Crème fraîche
1 Prise Salz
1 Prise schwarzer Pfeffer
1 EL Schnittlauchröllchen

- Pro Portion etwa: 1063 kJ/254 kcal
  9 g E, 18 g F, 14 g KH, 3 g Bst
- Zubereitungszeit: 10 Minuten

1. Je 1 Scheibe Roggenbrot auf einen Teller legen, mit je der Hälfte der Butter bestreichen. Die Salatblätter waschen, putzen, abtropfen lassen und als Schalen (mit der Wölbung nach unten) auf die Brote legen.

2. Den Apfel vierteln, schälen, vom Kernhaus befreien und würfeln. Den Käse würfeln. Die Zwiebel schälen und sehr fein würfeln. Alles mit dem Öl, dem Senf, der Crème fraîche, dem Salz und dem Pfeffer mischen und auf den Salatblättern verteilen. Den Schnittlauch darüber streuen.

Fettarm: Harzer Käse verwenden und den Snack ohne Butter und ohne Crème fraîche zubereiten.

Varianten

Vegetarisch: Statt Crème fraîche und Käse 30 g Sonnenblumenkerne verwenden.

Sesam-Reiswaffeln

■ Reich an Selen

Zutaten für 2 Waffeln:
30 g feingemahlener Naturreis
30 g Buchweizenmehl
30 g Schmelzflocken
1 EL Sesamsamen · 1 kräftige Prise Salz
$1/8$ l kohlensäurereiches Mineralwasser
1 EL neutrales Öl
Öl für das Waffeleisen

■ Bei 10 Waffelherzen pro Stück etwa:
   180 kJ/43 kcal
   1 g E, 1 g F, 7 g KH, 0,5 g Bst
■ Zubereitungszeit: 15 Minuten

1. Das Reis- und Buchweizenmehl mit den Schmelzflocken, den Sesamsamen und dem Salz in einer kleinen Schüssel mischen, das Mineralwasser und das Öl dazugießen und alles mit einem Schneebesen gründlich verrühren.

2. Das Waffeleisen anheizen. Sobald es heiß ist, die Backflächen sparsam mit Öl auspinseln. Die Hälfte vom Teig auf die Mitte der unteren Backfläche gießen und verstreichen. Die Waffel in 3–5 Minuten hellgoldbraun backen.

3. Die Waffel auf einem Kuchengitter ausdampfen lassen. Die zweite Teighälfte genauso backen.

Süße Waffeln: Statt Salz den *Variante* Teig mit 1 Teelöffel Honig und 1 Prise gemahlener Vanille abschmecken. Die fertigen Waffeln mit 2–3 Teelöffeln Ahornsirup sparsam beträufeln.

Info

Im Waffeleisen gelingt fettarmes Gebäck mit kleberarmen Getreidemehlen, die sich nicht zum Brotbacken eignen, wie Buchweizen, Reis, Gerste, Hafer und Mais. Die Waffeln gelingen auch ohne Eier wie in den traditionellen Waffelrezepten. Außerdem schmecken vollwertige Zutaten in frischen Waffeln besonders gut. Zu pikanten Waffeln paßt Butter als Aufstrich und dazu rohe Gemüse wie Möhren, Staudensellerie oder Kohlrabi. Zu süßen Waffeln passen Schlagsahne und frische Früchte, besonders Erd- und Himbeeren oder Heidelbeeren, aber auch reife Aprikosen, Kirschen oder Zwetschgen.

Roggen-Joghurt-Waffeln

■ Mineralstoffreich

Zutaten für 2 Waffeln:
50 g Roggenvollkornmehl
1 EL Sojamehl · 1 kräftige Prise Salz
1 TL Kümmel · 150 g Joghurt, fettarm
2 EL neutrales Öl · Öl für das Waffeleisen

■ Bei 10 Waffelherzen pro Stück etwa:
   204 kJ/49 kcal
   2 g E, 3 g F, 4 g KH, 1 g Bst
■ Zubereitungszeit: 15 Minuten

1. Das Roggen- und Sojamehl mit dem Salz und dem Kümmel mischen, dann den Joghurt und das Öl dazugeben, alles mit einem Schneebesen glattrühren.

2. Waffeln in 4–5 Minuten backen wie im Rezept für Sesamwaffeln beschrieben.

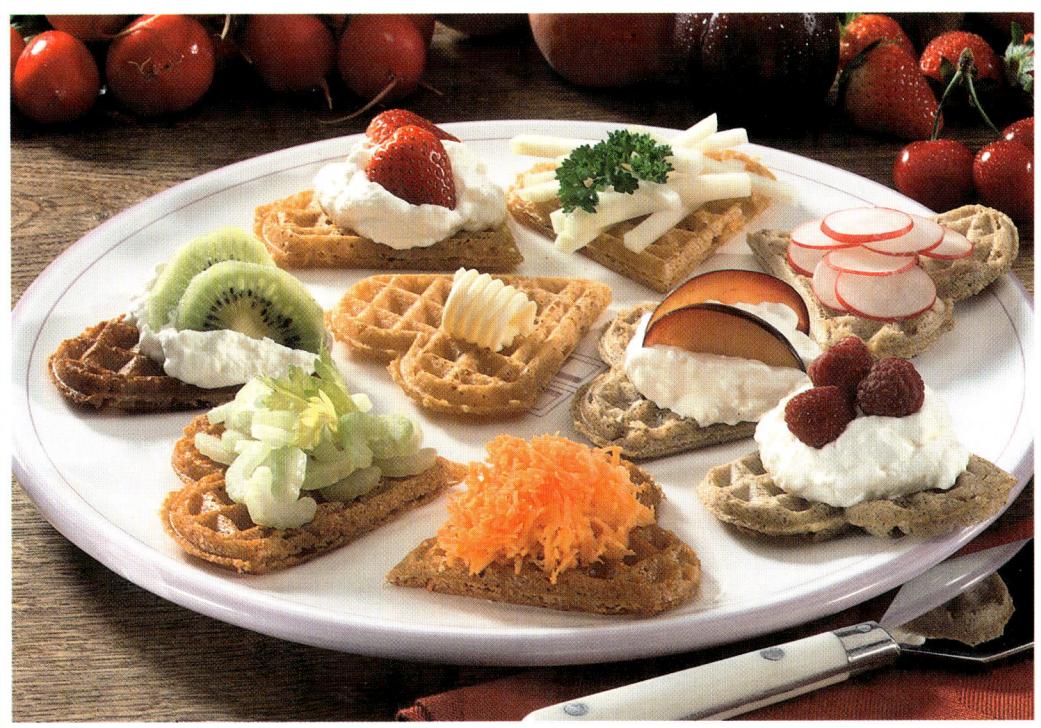

Haferwaffeln

■ Aufbaukost

Zutaten für 2 Waffeln:
40 g Vollkornhaferflocken
20 g Schmelzflocken
20 g Quinoa
10 g Sojamehl
$^1\!/_2$ TL Paprikapulver, edelsüß
1 Prise Salz
30 g flüssige Butter
Öl für das Waffeleisen

■ Bei 10 Waffelherzen pro Stück etwa:
   256 kJ/61 kcal
   2 g E, 3 g F, 6 g KH, 1 g Bst
■ Zubereitungszeit: 15 Minuten

1. Die Hafer- und Schmelzflocken, die Quinoa, das Sojamehl, das Paprikapulver und das Salz mischen. 200 ml Wasser und die flüssige Butter hinzufügen, alles mit dem Schneebesen gründlich verrühren und etwa 10 Minuten quellen lassen.

2. Haferwaffeln in 4–5 Minuten knusprig goldbraun backen wie im Rezept für Sesamwaffeln beschrieben.

Süße Waffeln: Statt Salz und Paprikapulver werden 2 Teelöffel flüssiger Honig und $^1\!/_2$ Teelöffel Zimtpulver in den Teig eingerührt. Die fertigen Waffeln vor dem Essen mit 2–3 Teelöffeln Ahornsirup oder Birnendicksaft sparsam beträufeln.

Variante

Joghurtdip

- Reich an Milchsäure

2 EL gemischte, feingehackte Kräuter (zum Beispiel Petersilie, Schnittlauch, Dill, Kerbel)
1 Prise Salz
250 g Vollmilchjoghurt oder fettarmer Joghurt
1 Prise Cayennepfeffer
100 g Sahne
250 g Gemüse (zum Beispiel Stauden-selleriestengel, Kohlrabi oder Möhren)

- Pro Portion etwa: 1075 kJ/257 kcal
  7 g E, 20 g F, 11 g KH, 4 g Bst
- Zubereitungszeit: 10 Minuten

1. Die Kräuter in einer Schüssel mit dem Salz würzen, den Joghurt und den Pfeffer hinzufügen, alles mischen und glattrühren. Die Sahne steif schlagen, darunterziehen.

2. Das Gemüse je nach Sorte waschen, putzen, schälen und zusammen mit dem Joghurtdip servieren.

Varianten

Dip mit Chicorée: 1 mittelgroßen Chicorée waschen, putzen und sehr fein schneiden. 1 Schalotte schälen, fein würfeln und beides unter den Joghurtdip mischen. Mit Pellkartoffeln servieren.

Süßer Dip: Joghurt mit 1 Teelöffel feingehackter Zitronenmelisse, 1 Eßlöffel Ahornsirup und 1 Prise gemahlener Vanille verrühren. Dazu schmecken Birnenachtel, Erdbeeren oder süße Kirschen.

Kalorienarm: Nur 1–2 Eßlöffel flüssige Sahne unter den Joghurt mischen.

Avocadodip

- Appetitanregend

1 vollreife Avocado
1 EL Zitronensaft
1 EL Apfelsaft
1 Prise Salz
1 Prise weißer Pfeffer
1 EL Schnittlauchröllchen
1–2 Knoblauchzehen nach Belieben
200 g Gemüse (zum Beispiel Chicorée, Radieschen, kleine Zucchini)

- Pro Portion etwa: 1050 kJ/251 kcal
  4 g E, 24 g F, 6 g KH, 5 g Bst
- Zubereitungszeit: 10 Minuten

1. Die Avocado längs bis zum Stein ringsum einschneiden, die Hälften durch leichtes Drehen trennen, den Stein entfernen. Das Fruchtfleisch mit einem Löffel aus den Schalen lösen, in einen tiefen Teller geben, sofort mit dem Zitronen- und dem Apfelsaft übergießen und mit einer Gabel oder einem Pürierstab fein pürieren.

2. Avocadopüree mit dem Salz und dem Pfeffer würzen. Den Schnittlauch daruntermischen. Wer mag, kann jetzt den Knoblauch schälen, sehr fein hacken oder durch eine Knoblauchpresse drücken und unter den Dip mischen.

3. Vom Chicorée die Blätter einzeln lösen und waschen. Die Radieschen waschen und putzen, eventuell 1–2 cm Blattansatz daran lassen. Die Zucchini putzen, waschen, je nach Größe längs halbieren oder vierteln und in etwa 5 cm lange Stücke schneiden. Rohkost zum Avocadodip anrichten.

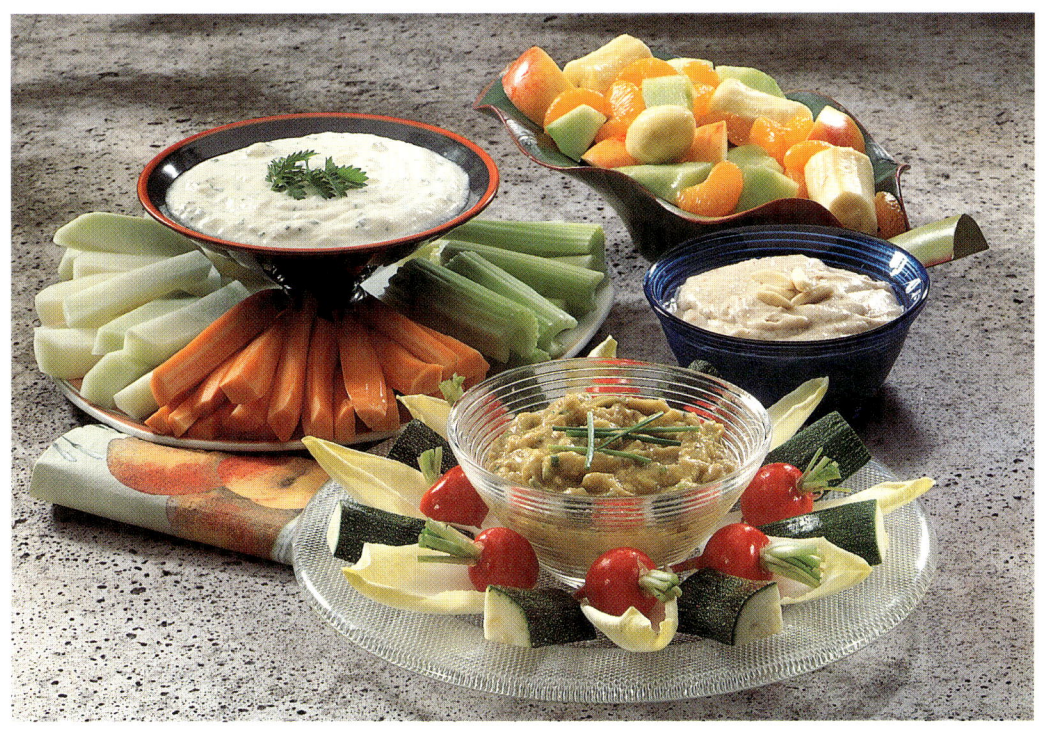

Süßer Mandeldip

■ Energiereich

50 g gemahlene Mandeln
1 EL Speisestärke · 1–2 EL Ahornsirup
1 Prise gemahlene Vanille (aus dem Reformhaus)
250 g Früchte (zum Beispiel Mandarinen,
Bananen, Äpfel, Melone oder Kirschen)

■ Pro Portion etwa: 1050 kJ/251 kcal
   6 g E, 15 g F, 24 g KH, 5 g Bst
■ Zubereitungszeit: 10 Minuten

1. In einem kleinen Topf die Mandeln mit
der Stärke mischen, mit $1/4$ l kaltem Wasser
glattrühren und alles unter ständigem
Rühren $1/2$ Minute kochen lassen. Vom

Herd nehmen, mit dem Ahornsirup und der
Vanille würzen. Den Dip zum Abkühlen in
zwei flache Schälchen füllen.

2. Die Mandarinen schälen und in Spalten
teilen. Die Bananen schälen und in mundgerechte Stücke schneiden. Die Äpfel waschen,
vierteln, eventuell schälen und vom Kernhaus befreien. Die Melone schälen, von den
Kernen befreien und in mundgerechte
Stücke schneiden. Die Kirschen waschen,
eventuell von den Steinen befreien. Zum
Essen die Früchte in den Dip tauchen.

Pikanter Dip: Statt Mandeln
gesalzene, feingemahlene
Cashewnüsse verwenden, zum
Würzen 1 Teelöffel Currypulver in den
Dip rühren. Zum Dippen paßt Rohkost.

Variante

Bananentoast

■ Ballaststoffreich

2 Scheiben Vollkorntoastbrot
2 EL Butter · 2 EL saure Sahne
1 TL Curry
1 kleiner Chicorée
2 mittelgroße Bananen
30 g milder Schafkäse
1 EL Schnittlauchröllchen

■ Pro Portion etwa: 1305 kJ/312 kcal
  8 g E, 15 g F, 37 g KH, 5 g Bst
■ Zubereitungszeit: 10 Minuten

1. Die Toastscheiben hell toasten und sparsam mit etwas Butter bestreichen.

2. Die saure Sahne mit dem Curry verrühren. Den Chicorée waschen, putzen, fein schneiden und mit der Currysahne mischen, dann auf den Toastscheiben verteilen. Die Bananen schälen, in einer Pfanne in der restlichen Butter bei kleiner Hitze ringsum braten, in Viertel schneiden und sofort auf den Chicorée legen. Den Käse darüber bröseln. Mit dem Schnittlauch bestreut servieren.

Mit anderen Gemüsesorten: *Varianten*
Genauso können Sie Toastscheiben mit gegartem Gemüse, zum Beispiel Brokkoli- oder Blumenkohlröschen oder Möhren belegen und dann beispielsweise mit Fleischtomaten oder Frühlingszwiebeln abdecken, 1–2 Eßlöffel beliebigen geriebenen Käse darüber streuen, eventuell etwas Olivenöl darauf träufeln. Mit frischen Kräutern, beispielsweise Basilikum, bestreuen und eventuell etwas schwarzen Pfeffer darüber mahlen.

Radicchio-Käse-Snack

■ Energiereich

2 Reiswaffeln
1 EL Butter
50 g Radicchio · 2 EL saure Sahne
Salz · 1 Prise schwarzer Pfeffer
1 kleine vollreife Birne
50 g Camembert
einige Zwiebelringe (am besten von einer Gemüsezwiebel)
2 kleine Petersilienstengel

■ Pro Portion etwa: 1100 kJ/260 kcal
  7 g E, 17 g F, 22 g KH, 5 g Bst
■ Zubereitungszeit: 10 Minuten

1. Je 1 Reiswaffel auf einen Teller legen und dünn mit Butter bestreichen.

2. Vom Radicchio die Blätter abtrennen, waschen, abtropfen lassen und putzen. 2–4 äußere Blätter (je nach Größe) wie Schalen (mit der Wölbung nach unten) auf die Waffeln legen. Die restlichen Blätter in feine Streifen schneiden und in einer Schüssel mit der sauren Sahne, 1 Prise Salz und dem Pfeffer mischen.

3. Die Birne vierteln, schälen, vom Kernhaus befreien und würfeln. Den Käse würfeln. Beides unter den Salat mischen und wenn nötig mit Salz würzen. In den Salatblättern verteilen. Mit den Zwiebelringen und der Petersilie garnieren.

Ohne Milch: 1 Eßlöffel Wal- *Variante*
nußöl ersetzt die saure Sahne, statt Käse schmecken 30 g gehackte Walnußkerne.

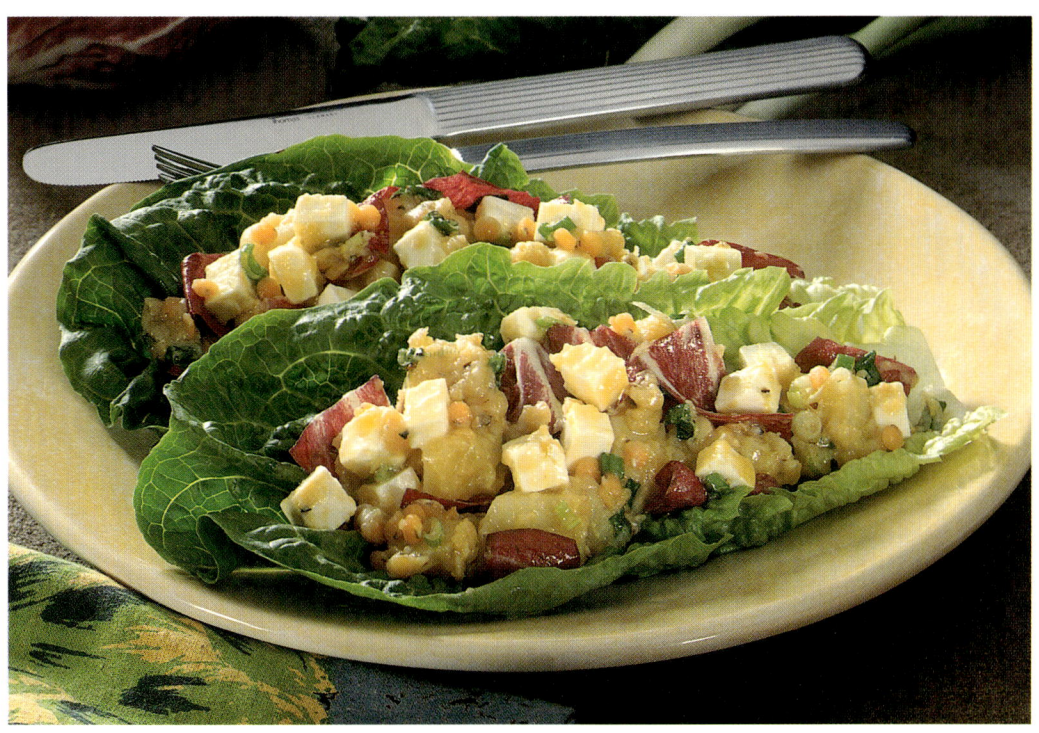

Linsen-Radicchio

- Eiweißreich

50 g geschälte rote Linsen
1 Kartoffel · 1 kleine Frühlingszwiebel
50 g Schafkäse · 50 g Radicchio
4 große Salatblätter · 1 EL Olivenöl
1 TL Senf · 1 kräftige Prise Salz
1 Prise schwarzer Pfeffer nach Belieben

- Pro Portion etwa: 1016 kJ/243 kcal
  12 g E, 11 g F, 23 g KH, 5 g Bst
- Zubereitungszeit: 20 Minuten

1. Die Linsen waschen, dann mit $^1/_4$ l Wasser 5 Minuten köcheln lassen. Die Kartoffel schälen, waschen, klein würfeln, hinzufügen, alles in weiteren 10 Minuten fertig ga-

ren. Noch 5 Minuten auf der ausgeschalteten Herdplatte ausquellen lassen.

2. Inzwischen die Zwiebel waschen, putzen, in feine Ringe schneiden. Den Käse klein würfeln. Vom Radicchio die Blätter ablösen, waschen, putzen, grob zerkleinern. Die Salatblätter waschen, abtropfen lassen und auf Teller legen. Die Zwiebel mit dem Öl, dem Senf und dem Salz unter die Linsen und Kartoffeln rühren. Dann Käse und Radicchio daruntermischen und nach Belieben würzen. Auf den Salatblättern verteilen.

Rote Linsen sind schnell gar und leicht bekömmlich. Sie sind im Naturkostladen, Reformhaus oder im türkischen Lebensmittelgeschäft erhältlich. *Info*

Gärtnerfrühstück

■ Ballaststoffreich

2 mittelgroße Kartoffeln
200 g Blumenkohlröschen
Salz
100 g Tofu
1 EL Olivenöl · 50 g Feldsalat
1 kleine rote Zwiebel · 1 Tomate
1 EL Butter · 1 TL Currypulver
1 TL feingeschnittenes Basilikum
1 Prise weißer Pfeffer nach Belieben

■ Pro Portion etwa: 1079 kJ/258 kcal
   11 g E, 14 g F, 22 g KH, 7 g Bst
■ Zubereitungszeit: 20 Minuten

1. Die Kartoffeln schälen, waschen und würfeln. Die Blumenkohlröschen waschen, putzen, die Stiele würfeln. Gemüse in etwa $^1/_4$ l Wasser und 1 Prise Salz in 10 Minuten zugedeckt garen.

2. Inzwischen den Tofu würfeln und in einer Pfanne in dem Olivenöl bei schwacher Hitze zugedeckt 5 Minuten braten, dabei gelegentlich wenden. Den Feldsalat waschen, putzen und abtropfen lassen. Die Zwiebel schälen und fein würfeln. Die Tomate waschen, grünen Stengelansatz wegschneiden und das Fruchtfleisch würfeln.

3. Gemüse abgießen. Den Tofu auf eine Pfannenseite schieben und die Butter auf der leeren Fläche schmelzen lassen, dann mit dem Currypulver verrühren. Gemüse, Zwiebeln und Tomaten, das Basilikum und 1 kräftige Prise Salz hinzufügen und alles mischen. Den Feldsalat vorsichtig darunterziehen und sofort servieren.

Rote Linsen mit Fisch

■ Reich an Jod

50 g geschälte rote Linsen
1 kleines Lorbeerblatt
150 g Dorschfilet
1 EL Zitronensaft
50 g Feldsalat
1 kleine rote Zwiebel
1 EL Olivenöl
$^1/_2$ TL Salz
1 Prise schwarzer Pfeffer

■ Pro Portion etwa: 828 kJ/198 kcal
   20 g E, 7 g F, 14 g KH, 4 g Bst
■ Zubereitungszeit: 15 Minuten

1. Die Linsen in einem Sieb waschen, mit 200 ml Wasser und dem Lorbeerblatt in einem kleinen Topf 5 Minuten kochen lassen. Den Fisch mit dem Zitronensaft beträufeln, auf die Linsen legen und alles zusammen in weiteren 5–8 Minuten (je nach Dicke des Fischfilets) bei kleiner Hitze fertiggaren.

2. Inzwischen den Feldsalat waschen, verlesen, die Blätter abtrennen und je die Hälfte davon am Rand von zwei tiefen Tellern dekorativ anordnen.

3. Den Fisch mit einem Schaumlöffel aus dem Topf nehmen. Die Zwiebel schälen, fein würfeln und zusammen mit dem Öl unter die Linsen mischen. Mit Salz würzen und in den Tellern verteilen. Den Fisch in mundgerechte Stücke zerpflücken, dabei von eventuell vorhandenen Gräten befreien und auf das Linsengericht legen. Sparsam mit Salz und mit Pfeffer bestreuen.

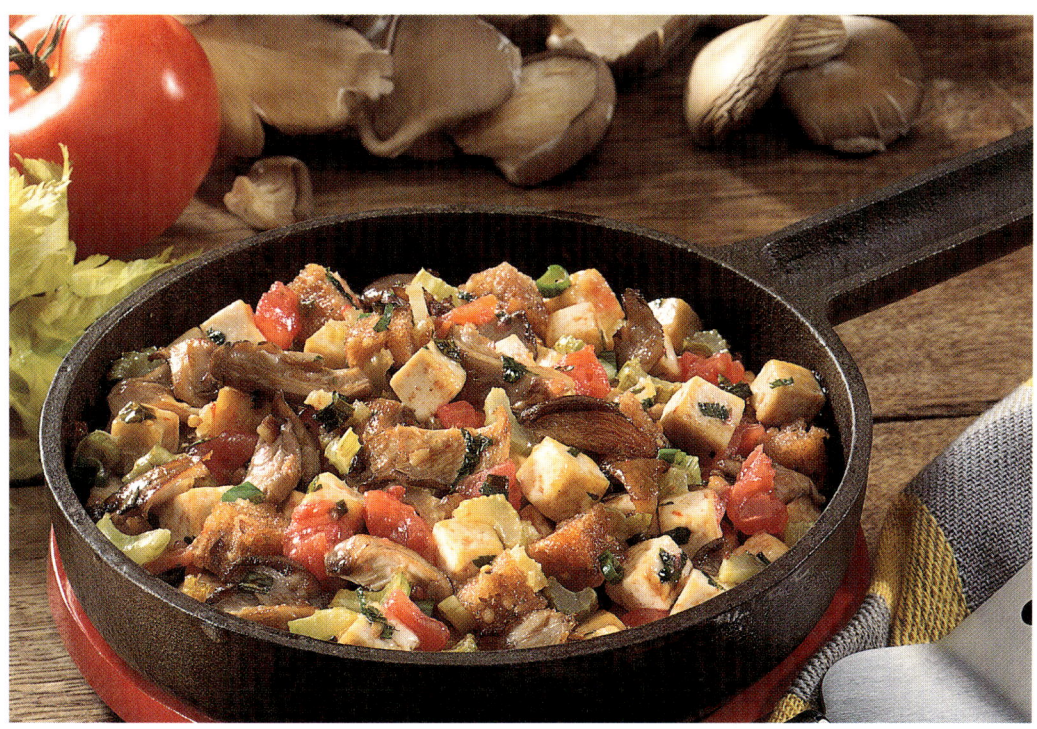

Austernpilz-Pfännchen

- Ballaststoffreich

100 g Austernpilze
100 g Tofu
1 kleine Frühlingszwiebel
1 kleiner Staudenselleriestengel nach
Belieben
1 EL Butter · ¹/₂ TL Salz
1 Prise schwarzer Pfeffer nach Belieben
1 Scheibe Vollkorntoastbrot (ersatzweise
1 Vollkornbrötchen)
2 Tomaten
1 EL gehackte Petersilie

- Pro Portion etwa: 665 kJ/159 kcal
  9 g E, 8 g F, 12 g KH, 8 g Bst
- Zubereitungszeit: 15 Minuten

1. Die Pilze putzen und würfeln. Den Tofu würfeln. Die Zwiebel waschen, putzen und kleinschneiden. Eventuell den Sellerie waschen, putzen und kleinschneiden. Alles in einer Pfanne in der Butter bei kleiner Hitze knapp 10 Minuten unter häufigem Wenden garen, mit Salz und mit Pfeffer würzen.

2. Das Brot würfeln. Die Tomaten waschen, die Stengelansätze wegschneiden und das Fruchtfleisch würfeln. Die Brot- und die Tomatenwürfel mit der Petersilie und den Zutaten in der Pfanne mischen. Das Gericht in tiefen Tellern sofort servieren.

Mit Getreide: Statt der Brotwürfel 100 g gekochte Gerste oder gekochte Perlgraupen mit dem Gemüse mischen.

Variante

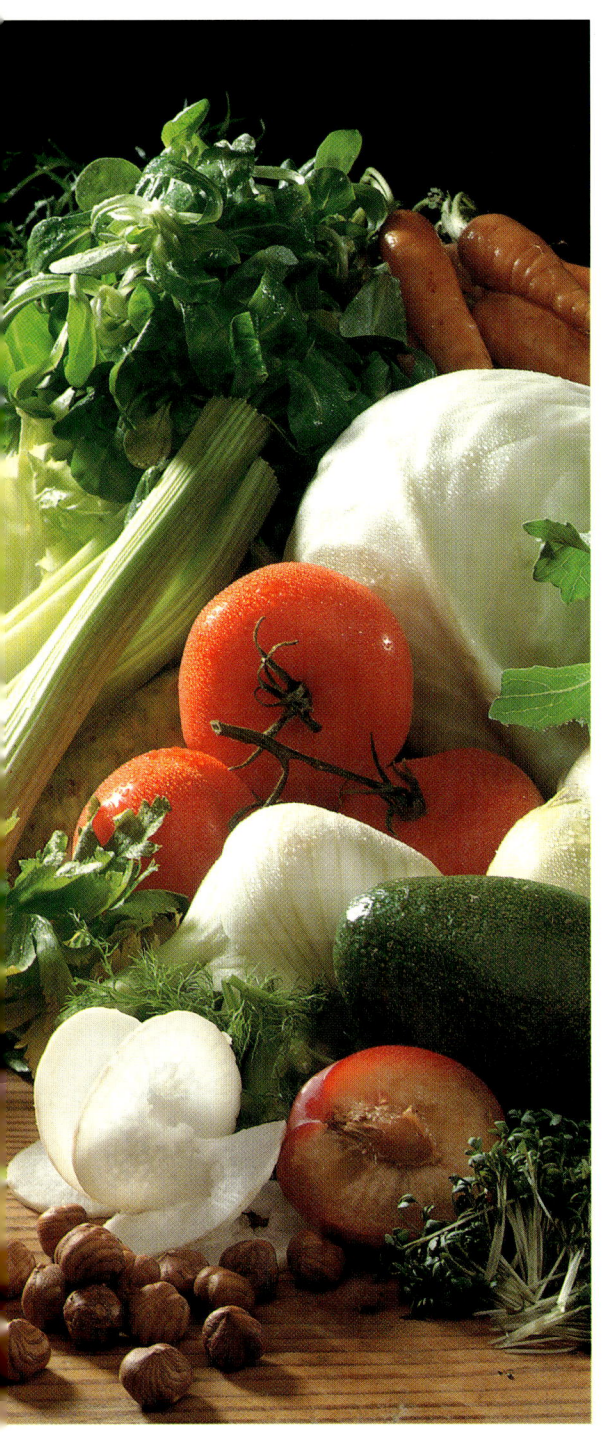

Rohkost

Rohkost ist ein Hauptthema der Vollwert-Ernährung. Die Vitamine, die Mineralstoffe und die bioaktiven Substanzen bleiben in den rohen Gemüsen weitgehend unverändert erhalten. Die Forschung hat bestätigt, was Augen und Zunge schon immer über Rohkost wußten: Die Farb- und Aromastoffe sind für die Gesundheit besonders wertvoll. Rohkostteller sind in der Regel schnell zubereitet. Zum Essen sollten Sie jedoch ausreichend Zeit einplanen. Das knackige frische Gemüse hat sozusagen eine eingebaute Automatik für das gesunde Essen: Es zwingt zu gründlichem Kauen. So werden Sie mit relativ wenig Nahrungsenergie richtig satt und bekommen dabei besonders viele gesundheitsfördernde Wirkstoffe. Rohkost sollten Sie immer nach der Jahreszeit und möglichst nach dem frischesten Angebot der Gemüseanbauer aus Ihrer Region essen.

Chicoréeschiffchen

■ Ballaststoffreich

1 großer Chicorée
1 Frühlingszwiebel
1 kleine vollreife Avocado
2 EL Apfelsaft
1 Prise Salz
1 Prise schwarzer Pfeffer

■ Pro Portion etwa: 616 kJ/214 kcal
   3 g E, 17 g F, 12 g KH, 5 g Bst
   (2 Scheiben Brot eingerechnet)
■ Zubereitungszeit: 10 Minuten

1. Den Chicorée putzen. 8 äußere Blätter ablösen, waschen, abtropfen lassen und je 2 Stück zu Schiffchen übereinander legen. Den Rest Chicorée fein schneiden. Die Frühlingszwiebel, waschen, putzen, in feine Ringe schneiden.

2. Die Avocado längs rings um den Stein einschneiden, durch leichtes Drehen die Hälften teilen, den Stein entfernen, das Fruchtfleisch mit einem Löffel aus der Schale nehmen. Dann mit einer Gabel fein zerdrücken und mit dem Apfelsaft glattrühren, mit dem Salz und dem Pfeffer würzen. Die Chicorée- und Zwiebelstreifen gut daruntermischen.

3. Avocadomasse in die Chicoréeblätter füllen. Dazu paßt Roggenbrot.

Avocado-Sellerie-Rohkost:

Variante

In die Chicoréeschiffchen können Sie auch einen Salat füllen aus einem kleingeschnittenen Staudenselleriestengel, einer klein gewürfelten Birne und dem in kleine Würfel geschnittenen Fruchtfleisch einer reifen Avocado. Salat mit 2 Teelöffeln Zitronensaft, 1 Prise schwarzem Pfeffer und wenig Salz würzen. Dazu schmeckt Knäckebrot gut.

Waldorf-Salat

■ Ballaststoffreich

100 g Buttermilch
1 EL Walnußöl (ersatzweise Olivenöl)
1 TL Senf
$1/4$ mittelgroßer Knollensellerie
1 großer Apfel
100 g dunkle Weintrauben
1 EL Schnittlauchröllchen
1 Prise schwarzer Pfeffer nach Belieben
2 EL Walnußkerne

■ Pro Portion etwa: 1000 kJ/240 kcal
  5 g E, 15 g F, 23 g KH, 5 g Bst
■ Zubereitungszeit: 15 Minuten

1. Die Buttermilch umrühren, dann abmessen, mit dem Öl und dem Senf in einer Schüssel mit dem Schneebesen gut verrühren.

2. Den Sellerie schälen, waschen und grob raspeln. Sofort unter die Buttermilchsauce mischen. Den Apfel schälen, rings um das Kernhaus grob raspeln. Sofort alles mischen. Die Weintrauben von den Stielen zupfen, waschen, längs halbieren, dabei entkernen, zusammen mit dem Schnittlauch unter den Salat mischen. Nach Belieben mit dem Pfeffer würzen. Auf zwei Tellern anrichten, mit den Walnußkernen bestreuen.

Ohne Milch: Statt der Buttermilch 1 Eßlöffel Mandelmus mit 1 Eßlöffel Zitronensaft und 50 ml lauwarmem Wasser nach und nach glattrühren.

Variante

Milchsaures Gemüse

■ Reich an Milchsäure

Zutaten für 1 Weckglas oder 1 Gurkenglas
von 1,5 l Inhalt:
1 EL Salz · 150 g Weißkohl
150 g Knollensellerie
150 g Möhren · 1 Zwiebel
2–4 Knoblauchzehen
1 TL frischer feingeriebener Ingwer
1 TL Senfkörner · 1 TL Wacholderbeeren
5 Gewürznelken · 5 schwarze Pfefferkörner
1 Lorbeerblatt
1 EL rohes Sauerkraut
Außerdem: Honig- oder Marmeladenglas,
das in die Öffnung des Weckglases paßt
1 sauberes Tuch und
1 einfacher Gummiring (für das Weckglas)

■ etwa: 510 kJ/120 kcal
   6 g E, 1 g F, 23 g KH, 18 g Bst
■ Zubereitungszeit: 30 Minuten
■ Gärzeit: 8–14 Tage

1. $\frac{1}{2}$ l Wasser mit dem Salz aufkochen,
dann lauwarm abkühlen lassen. Das Glas
sehr heiß mit Spülmittel auswaschen, dann
mit klarem Wasser gründlich ausspülen und
umgedreht abtropfen lassen.

2. Die Gemüse putzen. Den Kohl in nicht zu
feine Streifen schneiden. Den Sellerie und
die Möhren grob raspeln. Die Zwiebel und
den Knoblauch schälen und grob würfeln.
Die vorbereiteten Gemüse in einer Schüssel
mit Ingwer, Senfkörnern, Wacholderbeeren,
Nelken, Pfefferkörnern gut mischen, danach
in das Glas füllen. Das Lorbeerblatt und das
Sauerkraut hinzufügen und das Gemüse mit
dem Salzwasser übergießen. Das Honig- oder
Marmeladenglas so in das gefüllte Weckglas stellen, daß das gesamte Gemüse in die
Flüssigkeit gedrückt wird. Eventuell etwas
Wasser in das Honig- oder Marmeladenglas füllen, damit es schwerer ist. Das
Tuch lose über die Gläser legen und mit
einem Gummi befestigen oder das Gurkenglas mit dem Schraubdeckel nicht zu fest
schließen.

3. Das Glas an einem warmen Ort möglichst
bei über 22° stehenlassen. Nach 2–3 Tagen
wird die Flüssigkeit trübe und Luftbläschen
steigen nach oben. Sobald die Flüssigkeit
wieder klar ist und das Gemüse angenehm
sauer und nicht mehr nach Hefe schmeckt,
ist die milchsaure Gärung abgeschlossen
(bei genügend Wärme nach etwa 8 Tagen).
Im Kühlschrank lose, mit einem Deckel zugedeckt, aufbewahren, damit das Gemüse
nicht zu stark nachsäuert. Es hält mehrere
Wochen. Portionsweise mit wenig Öl gemischt servieren.

Normalerweise funktioniert
die milchsaure Gärung problemlos. Wenn jedoch der Starter (das
Sauerkraut), das frische Gemüse oder
die Gläser schädliche Keime enthalten,
kann die Gärung entgleisen und falsche Keime vermehren sich zu stark. Gemüse zum
Einsäuern muß frisch und makellos sein. Die
kleine Sauerkrautmenge zum Starten muß
unterhalb der Flüssigkeit aus dem Glas oder
der Tüte entnommen sein. Das frische
Gemüse nach dem Waschen gut abtropfen
lassen oder trockentupfen, dann putzen
und zerkleinern. Sollte wider Erwarten das
Gemüse nach 8–14 Tagen schlecht riechen
oder schmecken, dann ist es leider verdor-
ben und muß weggeworfen werden.

Info

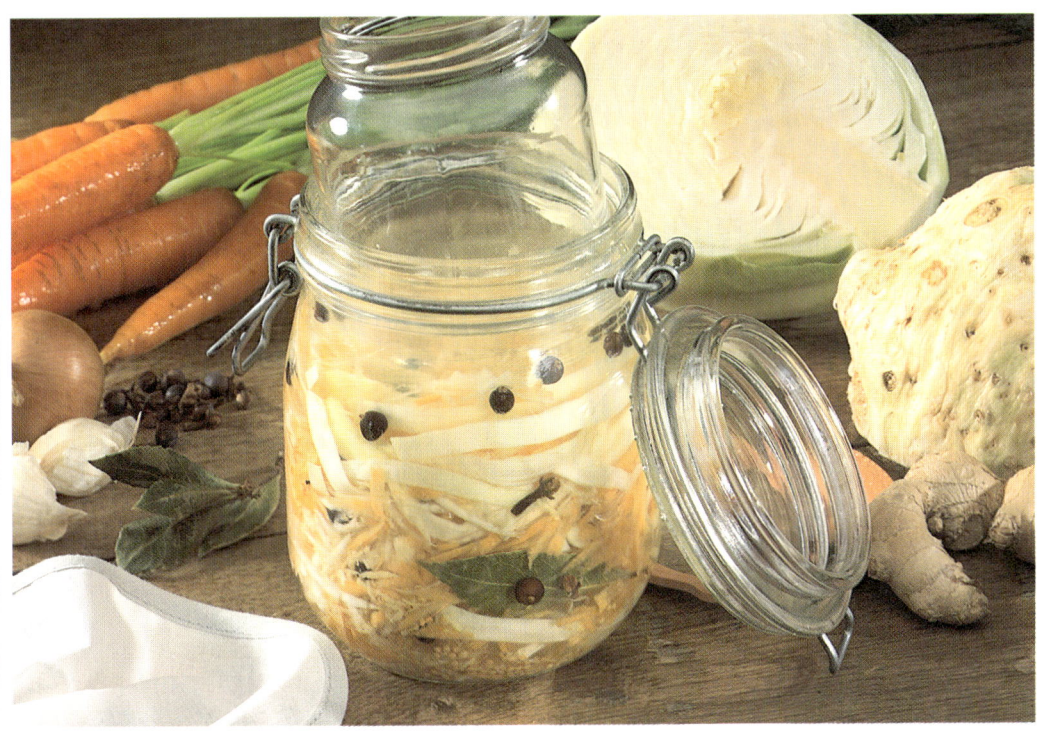

Gemüse mit Hilfe von Milchsäurebakterien zu konservieren,
ist eine seit Jahrtausenden bewährte
Konservierungsmethode, am bekanntesten ist das Sauerkraut. Nur rohes Sauerkraut enthält aktive Milchsäure. Fragen Sie
beim Einkauf von losem Sauerkraut nach,
ob es nicht pasteurisiert/sterilisiert ist.

In der kalten Jahreszeit bekommen Sie loses
Sauerkraut im Reformhaus, Naturkostladen,
Metzgerei oder Metzgereitheke im Supermarkt. Besonders im Herbst nach der Weiß-
kohlernte kann dort noch unfertig gesäuer-
tes Kraut verkauft werden. Das erkennen Sie
an fehlender Säure und am Hefegeschmack.
Dieses Kraut fest in ein dickwandiges Glas
füllen. Sollte die Flüssigkeit nicht »über-
stehen«, kochen Sie etwa $\frac{1}{4}$ l Wasser mit

$\frac{1}{2}$ Eßlöffel Salz auf, lassen es abkühlen und
fügen die Flüssigkeit dann hinzu. Das Glas
mit einem Teller lose abdecken, nicht fest
verschließen und ein paar Tage bei Zimmer-
temperatur, später im Kühlschrank nach-
säuern lassen.

Im Reformhaus gibt es rohes Sauerkraut im
Sommer auch in Gläsern. Im Supermarkt
oder in der Metzgerei gibt es in Plastiktüten
eingeschweißtes rohes Sauerkraut. Es ist
auf der Packung deutlich als »roh« gekenn-
zeichnet. Da Sauerkraut in der Packung
nachsäuert, kann es naturgemäß sehr sauer
werden. Bei unangenehm starker Säure
eventuell kurz in einem Sieb mit kaltem
Wasser spülen. Zuviel Milchsäure kann
beim empfindlichen Darm Durchfälle hervorrufen.

Frühlings-Salatteller

■ Ballaststoffreich

100 g Blattspinat
1 Schälchen Kresse
1 Bund Radieschen
$^1/_2$ Kohlrabi
100 g saure Sahne
2 EL Apfelsaft
1 TL Senf
1 Prise Salz
1 Prise weißer Pfeffer nach Belieben
1 EL Schnittlauchröllchen

■ Pro Portion etwa: 427 kJ/102 kcal
  6 g E, 6 g F, 6 g KH, 4 g Bst
■ Zubereitungszeit: 15 Minuten

1. Die Spinatblätter waschen, eventuell von groben Stengeln befreien, putzen und abtropfen lassen, dann auf zwei flache Teller so verteilen, daß sie je drei Viertel der Fläche bedecken. Die Kresse waschen, putzen, abtropfen lassen und lose auf die freien Flächen der Teller häufen. Die Radieschen von den Stielen schneiden, waschen, putzen, halbieren oder in Scheiben schneiden und auf die Spinatblätter legen. Den Kohlrabi schälen, grob raspeln und die Raspel neben den Radieschen verteilen.

2. Aus der sauren Sahne, dem Apfelsaft, dem Senf, dem Salz, dem Pfeffer nach Geschmack und der Hälfte vom Schnittlauch eine Sauce rühren. Die Sauce mit einem Löffel über das Gemüse verteilen. Die Salatteller mit dem restlichen Schnittlauch bestreuen.

Möhren-Kohlrabi-Rohkost

■ Reich an Beta-Carotin

1–2 EL Cashewnußmus
3 EL Mineralwasser
1 EL Zitronensaft
2 EL Himbeeren frisch oder tiefgekühlt und aufgetaut
2 mittelgroße Möhren
1 mittelgroßer Kohlrabi
$^1/_2$ kleiner Eissalat
1 EL Schnittlauchröllchen
2 EL gesalzene oder ungesalzene Cashewnüsse

■ Pro Portion etwa: 1105 kJ/264 kcal
  10 g E, 16 g F, 20 g KH, 8 g Bst
■ Zubereitungszeit: 10 Minuten

1. Das Cashewnußmus in einer Schüssel nach und nach mit dem Mineralwasser und dem Zitronensaft glattrühren, die Himbeeren daruntermischen.

2. Die Möhren schälen, waschen, putzen und grob in die Schüssel raspeln. Den Kohlrabi schälen, waschen und grob in die Schüssel raspeln. Alles in der Schüssel vorsichtig mischen. Den Salat waschen, putzen, in mundgerechte Stücke schneiden, dann mit dem Schnittlauch unter die Rohkost mischen. Mit den Cashewnüssen bestreuen.

Die Möhren-Kohlrabi-Rohkost schmeckt wunderbar frischfruchtig, auch ohne Salz und Pfeffer.

Info

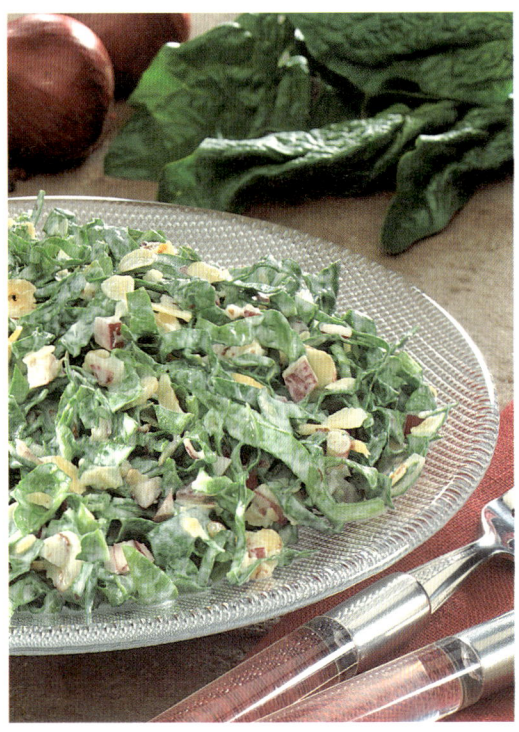

2. Die Zwiebel schälen und fein würfeln, dann in einer Schüssel mit den Haselnüssen, dem Joghurt, dem Apfelsaft, dem Öl, dem Salz und eventuell dem Pfeffer mischen. Die Spinatblätter in feine Streifen schneiden und daruntermischen.

Ohne Milch: Verwenden Sie statt Joghurt und Öl nur 1–2 Eßlöffel Walnußöl.

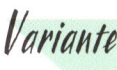

Variante

Radieschensalat

■ Reich an Calcium

150 g Joghurt
2–3 TL neutrales Öl
1–2 TL Himbeeressig (ersatzweise Zitronensaft)
1 Prise Salz
2 Bund Radieschen
1–2 EL Schnittlauchröllchen
1 EL geschälte Sesamsamen

■ Pro Portion etwa: 527 kJ/126 kcal
   4 g E, 9 g F, 5 g KH, 3 g Bst
■ Zubereitungszeit: 10 Minuten

1. Den Joghurt in einer Schüssel mit dem Öl, dem Essig und dem Salz glattrühren.

2. Die Radieschen putzen und waschen, in dünne Scheiben schneiden oder klein würfeln.

3. Die Radieschen mit den Zutaten in der Schüssel mischen. Den Schnittlauch und die Hälfte der Sesamsamen daruntermischen. Mit den restlichen Sesamsamen bestreuen.

Spinatsalat

■ Mineralstoffreich

100 g Blattspinat
1 kleine rote Zwiebel
2 EL gehobelte Haselnußkerne
100 g Joghurt
1 EL Apfelsaft
2 TL Walnußöl (ersatzweise Olivenöl)
1 Prise Salz
1 Prise schwarzer Pfeffer

■ Pro Portion etwa: 569 kJ/136 kcal
   5 g E, 11 g F, 5 g KH, 3 g Bst
■ Zubereitungszeit: 10 Minuten

1. Den Spinat waschen, putzen, von groben Blattstielen befreien und abtropfen lassen.

Fenchel-Eissalat mit Erdbeeren

▪ Ballaststoffreich

$^1/_2$ mittelgroßer Eissalat
$^1/_2$ mittelgroßer Fenchel
1 EL Walnußöl
(ersatzweise Sonnenblumenöl)
1 EL Himbeeressig (ersatzweise
Zitronensaft)
1 EL Apfelsaft
1 Prise weißer Pfeffer
200 g Erdbeeren

▪ Pro Portion etwa: 473 kJ/113 kcal
  3 g E, 7 g F, 9 g KH, 6 g Bst
▪ Zubereitungszeit: 10 Minuten

1. Den Salat waschen, putzen, abtropfen lassen, dann in großen mundgerechten Stücken in eine Schüssel schneiden.

2. Den Fenchel waschen, putzen, eventuell das äußere Blatt entfernen, das Grün waschen und beiseite legen. Die halbe Knolle längs halbieren oder vierteln und quer in sehr feine Scheiben schneiden.

3. Den Salat und den Fenchel mit dem Öl, dem Essig, dem Apfelsaft und dem Pfeffer mischen. Die Erdbeeren waschen, von den Kelchblättern befreien, je nach Größe längs halbieren oder vierteln und vorsichtig unter den Salat heben. Das Fenchelgrün fein schneiden und den Salat damit bestreuen.

Weißkohl-Rohkost

▪ Kalorienarm

250 g Weißkohl (etwa $^1/_4$ mittelgroßer Kopf)
5 Kirschtomaten (ersatzweise 1 Tomate)
1 Prise Salz · 1 Prise schwarzer Pfeffer
1 Schalotte · 2 EL Crème fraîche
1 große grüne Paprikaschote

▪ Pro Portion etwa: 464 kJ/111 kcal
  4 g E, 5 g F, 11 g KH, 8 g Bst
▪ Zubereitungszeit: 15 Minuten

1. Den Kohl waschen, putzen, dann in sehr feine Streifen schneiden. Die Tomaten waschen und vierteln. Tomaten in einer Schüssel mit dem Weißkohl, dem Salz und dem Pfeffer mischen. Die Schalotte schälen, sehr klein würfeln und unter den Salat heben. Die Crème fraîche gründlich mit dem Salat mischen.

2. Die Paprikaschote längs halbieren und putzen. Die Paprikahälften für etwa 20 Sekunden in einen Topf mit soviel kochendem Wasser legen, daß das Gemüse gerade bedeckt ist, dann herausnehmen, mit kaltem Wasser abschrecken und abtropfen lassen.

3. Die Paprikahälften mit der Schnittfläche nach oben auf zwei Teller legen, mit Weißkohlsalat füllen, den restlichen Salat ringsum verteilen.

Mit Knoblauch und Rucola: *Varianten*
Zusätzlich 1–2 Knoblauchzehen schälen, durch eine Presse in den Salat drücken und alles mischen. Statt Paprikaschote 1 kleinen Bund Rucolasalat mit dem Weißkohlsalat anrichten.

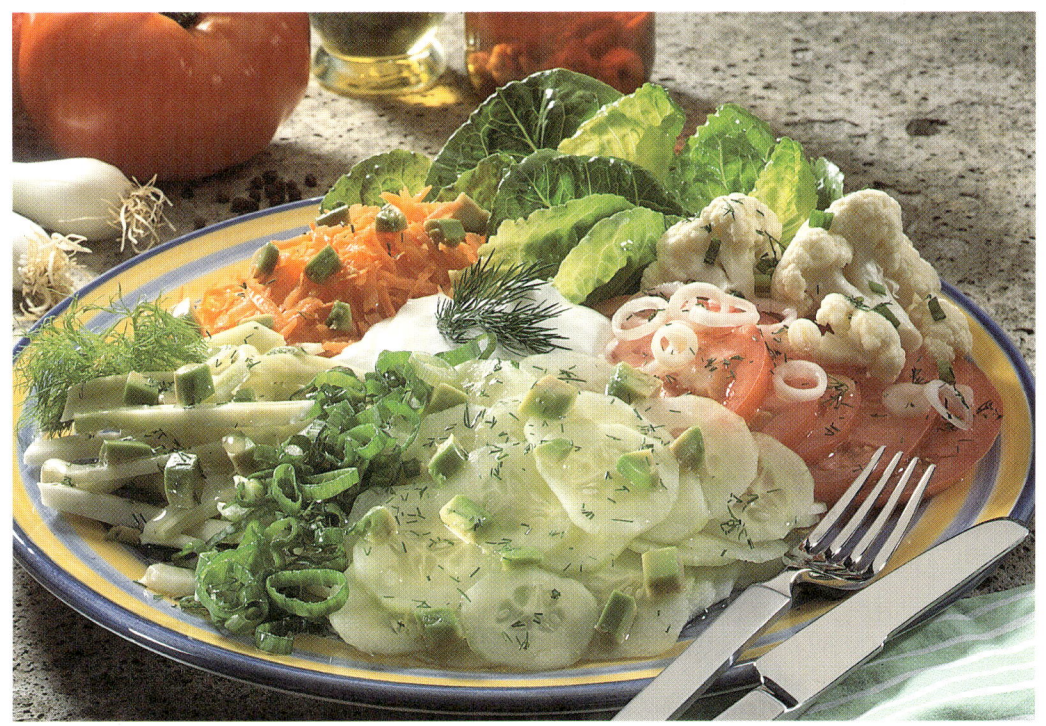

Sommer-Rohkostteller

■ Ballaststoffreich

$^1/_2$ kleiner Romanasalat
$^1/_4$ Salatgurke
2 Tomaten
1–2 große Blumenkohlröschen
1 Möhre · 1 kleine Frühlingszwiebel
1 TL Olivenöl
$^1/_2$ vollreife Avocado
1–2 EL Himbeeressig
2 EL Joghurt
1 Prise schwarzer Pfeffer
1 Prise Salz · 1 EL gehackter Dill

■ Pro Portion etwa: 866 kJ/207 kcal
   6 g E, 15 g F, 11 g KH, 7 g Bst
■ Zubereitungszeit: 10 Minuten

1. Den Salat waschen, putzen, abtropfen lassen und auf zwei Teller verteilen. Die Gurke schälen und in Scheiben hobeln. Die Tomaten waschen und in Scheiben schneiden. Den Blumenkohl waschen, putzen und in sehr feine Scheiben schneiden. Die Möhre schälen, waschen, putzen und grob raspeln. Alles auf den Tellern anordnen.

2. Die Zwiebel waschen, putzen, fein schneiden. Die weißen Zwiebelringe auf die Tomaten legen, die grünen auf das übrige Gemüse. Das Öl über die Tomaten träufeln. Das Avocadofruchtfleisch fein würfeln, mit dem Essig vermischen. Über die Gurken, die weißen Gemüse und die Möhren verteilen. Je 1 Eßlöffel Joghurt in die Mitte der Teller geben. Mit Pfeffer und Salz würzen, den Dill darüberstreuen.

Herbst-Rohkostteller

■ Reich an sekundären Pflanzenstoffen

4 große Endivien- oder Friséesalatblätter
1 großer Apfel · 2 EL Crème fraiche
2 TL Zitronensaft · 1 TL Senf
1 Prise schwarzer Pfeffer
$^{1}/_{2}$ kleiner Chinakohl
1 zarter Staudenselleriestengel (aus der
Mitte einer Staude)
1 kleine Möhre · 1 kleine rote Zwiebel
1 EL Schnittlauchröllchen
2 EL Walnußkerne · 200 g Weintrauben

■ Pro Portion etwa: 1100 kJ/263 kcal
  5 g E, 13 g F, 30 g KH, 6 g Bst
■ Zubereitungszeit: 15 Minuten

1. Die Salatblätter waschen, abtropfen lassen und zwei flache Teller so damit belegen, daß die Blattspitzen über dem Tellerrand liegen.

2. Den Apfel schälen und rings um das Kernhaus in eine große Schüssel fein reiben. Die Crème fraiche mit 2 Eßlöffeln Wasser, dem Zitronensaft, dem Senf und dem Pfeffer unter die Apfelraspel mischen.

3. Den Chinakohl und den Sellerie waschen, putzen und in feine Streifen schneiden. Die Möhre schälen, waschen, grob raspeln. Die Hälfte der Möhrenraspel, den Chinakohl und den Sellerie unter die Apfelsauce mischen und auf dem Salat anrichten.

4. Die Zwiebel schälen, längs halbieren, quer fein schneiden. Zusammen mit den restlichen Möhren, dem Schnittlauch und den Walnüssen über den Salat verteilen. Die Trauben waschen und um den Salat legen.

Bunter Endiviensalat

■ Appetitanregend

$^{1}/_{2}$ Endiviensalat
50 g Feldsalat
$^{1}/_{2}$ mittelgroßer Chinakohl
100 g dunkle Weintrauben
50 g Sahne
1 TL Walnußöl
1 Prise Salz
1 EL Zitronensaft
1 Prise Muskatnuß

■ Pro Portion etwa: 653 kJ/156 kcal
  4 g E, 11 g F, 10 g KH, 3 g Bst
■ Zubereitungszeit: 15 Minuten

1. Die Salate in einzelne Blätter teilen, waschen und abtropfen lassen. Die Trauben von den Stielen zupfen, waschen, halbieren und dabei entkernen.

2. Die Trauben in einer Schüssel mit der Sahne, dem Öl, dem Salz, dem Zitronensaft und dem Muskat mischen. Endivien und Chinakohl fein schneiden, mit dem Feldsalat unter die Sauce mischen.

Die Bitterstoffe im Endiviensalat werden häufig nach dem Schneiden durch ein Bad in lauwarmem Wasser »herausgezogen«. Doch gerade die Bitterstoffe gehören zu den wichtigen sekundären Pflanzenstoffen (siehe Seite 62/63 und die Informationen auf den hinteren Klappen). Mildern Sie das Bittere lieber durch Mischen mit Chinakohl.

Info

Rettich-Rohkost

- Reich an Vitamin C

1 mittelgroßer schwarzer Rettich
1 Prise Salz
1 großer Apfel
1 EL Zitronensaft
2 TL neutrales Öl
1 kleine rote Zwiebel
50 g körniger Frischkäse
1 TL Schnittlauchröllchen nach Belieben

- Pro Portion etwa: 582 kJ/139 kcal
  5 g E, 8 g F, 12 g KH, 5 g Bst
- Zubereitungszeit: 10 Minuten

1. Den Rettich schälen, waschen und grob raspeln. In einer Schüssel mit dem Salz mischen. Den Apfel schälen, waschen, ringsum das Kernhaus grob über die Rettichraspel abreiben.

2. Den Zitronensaft und das Öl sofort daruntermischen. Die Zwiebel schälen und fein würfeln, mit dem Frischkäse unter den Salat mischen. Nach Belieben mit dem Schnittlauch bestreuen.

Ohne Milch: Der Salat *Variante* schmeckt auch ohne körnigen Frischkäse, dann 3 Eßlöffel Sonnenblumenkerne verwenden.

Herbstfrüchte-Rohkost

- Vitaminreich

100 g Zwetschgen
100 g kleine kernlose Weintrauben
(Sultanas)
1 kleiner Apfel
1 kleine Birne
50 g milder Schafkäse
2 TL Zitronensaft
2 EL Mineralwasser
1 kleine Prise Muskatnuß
1 Prise weißer Pfeffer nach Belieben

- Pro Portion etwa: 703 kJ/168 kcal
  5 g E, 5 g F, 24 g KH, 4 g Bst
- Zubereitungszeit: 15 Minuten

1. Die Zwetschgen waschen, halbieren, dabei von den Steinen befreien und die Früchte längs in Scheiben schneiden. Die Weintrauben waschen, von den Stielen zupfen. Den Apfel und die Birne vierteln, eventuell schälen, von den Kerngehäusen befreien und quer in dünne Scheiben schneiden.

2. Den Käse mit einer Gabel fein zerdrücken, mit dem Zitronensaft, dem Mineralwasser, der Muskatnuß und eventuell dem Pfeffer glattrühren und unter die Früchte mischen.

Süß: Nehmen Sie statt Schaf- *Variante* käse Mozzarella, statt Pfeffer und Muskat Zimt- und Nelkenpulver, außerdem können Sie nach Belieben die Rohkost mit 2–3 Teelöffeln Ahornsirup süßen.

Winter-Rohkostteller

- Ballaststoffreich

1 kleine rote Bete
1–2 TL Meerrettich (frisch gerieben oder
aus dem Glas)
100 g Joghurt
1 Prise Salz
50 g Feldsalat
100 g rohes Sauerkraut (Reformhaus)
das Weiße von 1 kleinen Lauchstange
1 EL Kürbiskern- oder Walnußöl
(ersatzweise Olivenöl)

- Pro Portion etwa: 536 kJ/128 kcal
  4 g E, 8 g F, 8 g KH, 4 g Bst
- Zubereitungszeit: 10 Minuten

1. Die rote Bete schälen und fein reiben. Mit dem Meerrettich und dem Joghurt verrühren, salzen. Den Feldsalat waschen, verlesen und abtropfen lassen.

2. Feldsalat auf zwei flache Teller geben. Das Sauerkraut neben dem Feldsalat anordnen. Den Lauch waschen, putzen, in dünne Ringe schneiden und über das Sauerkraut streuen. Dazu die rote Bete anrichten. Das Öl über den Salat träufeln.

Info

Rote Beten verlieren ihren erdigen Geschmack beim Mischen mit reichlich Säure, Meerrettich, Senf und/oder Kümmel oder Kreuzkümmel. Wenn Ihnen die Joghurt- und Meerrettichzugaben bei dem Rezept nicht genügen, können Sie 1–2 Teelöffel Senf und $1/2$ Teelöffel Kümmel- oder Kreuzkümmelsamen hinzufügen.

Chicorée-Rohkost

- Reich an Calcium

2 EL Magerquark
50 g fettarmer Joghurt
4 EL Orangen- oder Grapefruitsaft
1 TL Senf
2 TL Walnußöl (ersatzweise Olivenöl)
1 Prise weißer Pfeffer
1 kleine Schalotte
2 Chicorée

- Pro Portion etwa: 460 kJ/110 kcal
  6 g E, 7 g F, 6 g KH, 1 g Bst
- Zubereitungszeit: 10 Minuten

1. In einer Schüssel den Quark, den Joghurt, den Saft, den Senf, das Öl und den Pfeffer glattrühren.

2. Die Schalotte schälen und fein würfeln. Die Chicorée waschen, putzen, quer fein schneiden und mit den Zwiebelwürfeln unter die Sauce mischen.

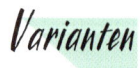
Varianten

Mit Grapefruit: Statt Grapefruitsaft 2 filetierte Grapefruit rosé unter die Sauce mischen.

Ohne Milch: Statt Quark und Joghurt 2 Orangen schälen, in Spalten teilen, die Spalten quer halbieren oder die Orangen filetieren. Die Orangen mit dem Öl, dem Senf und eventuell dem Pfeffer mischen.

Mit Frühlingszwiebeln: Statt einer kleinen Schalotte können Sie für die Sauce auch 1 Frühlingszwiebel, in feine Ringe geschnitten, nehmen.

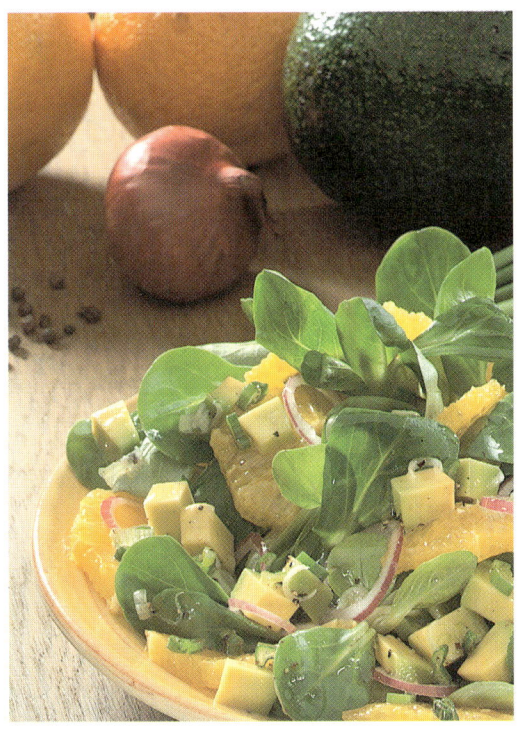

2. Den Feldsalat waschen und putzen. Das Avocadofruchtfleisch mit einem Löffel aus der Schale nehmen und klein würfeln. Alles mit dem Öl und eventuell dem Pfeffer mischen.

Bunter Sauerkrautsalat

- Ballaststoffreich

100 g rohes Sauerkraut
3 EL Orangensaft
1 EL Walnußöl (ersatzweise Olivenöl)
1 TL Senf
1 Prise Pimentpulver
1 Chicorée
1 kleiner Radicchio
30 g Feldsalat
1 Orange
 2 EL Walnußkerne

- Pro Portion etwa: 820 kJ/196 kcal
  5 g E, 13 g F, 13 g KH, 6 g Bst
- Zubereitungszeit: 15 Minuten

1. Die Hälfte vom Sauerkraut fein schneiden und in einer Schüssel mit dem Saft, dem Öl, dem Senf und dem Piment verrühren. Den Chicorée waschen, putzen, in feine Streifen schneiden und dazugeben.

2. Den Radicchio und den Feldsalat waschen und putzen. Den Radicchio grob zerkleinern. Die Orange schälen, vierteln und quer in dünne Scheiben schneiden. Das restliche Sauerkraut locker auseinanderzupfen. Alles miteinander mischen. Vor dem Servieren mit den Nüssen bestreuen.

Orangen-Zwiebel-Salat

- Reich an Vitamin C

2 Orangen · 1 kleine rote Zwiebel
1 Frühlingszwiebel
50 g Feldsalat (ersatzweise Endiviensalat)
$^1/_2$ vollreife Avocado
2 TL Walnußöl (ersatzweise Olivenöl)
1 Prise schwarzer Pfeffer nach Belieben

- Pro Portion etwa: 1054 kJ/252 kcal
  3 g E, 18 g F, 18 g KH, 7 g Bst
- Zubereitungszeit: 10 Minuten

1. Die Orangen schälen, halbieren und quer in dünne Scheiben schneiden. Die rote Zwiebel schälen und fein würfeln. Die Frühlingszwiebel waschen und fein schneiden.

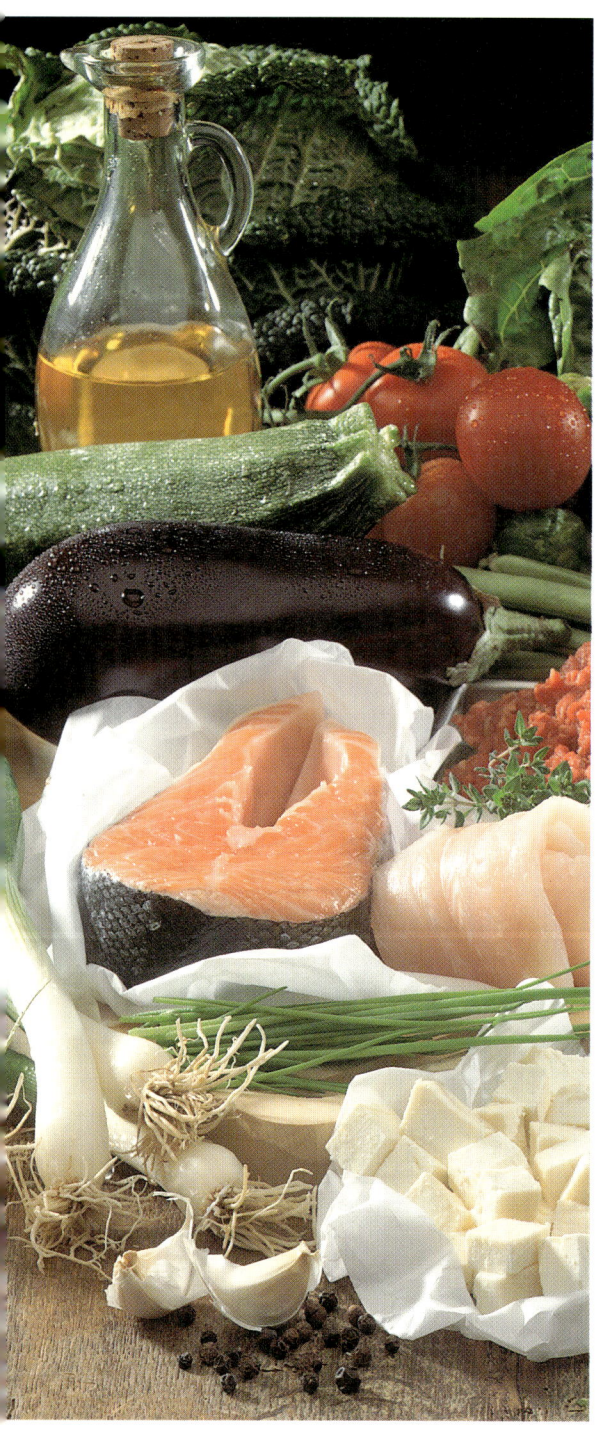

Suppen

Eine warme Suppe weckt – besonders in der kalten Jahreszeit – die Lebensgeister. Sie kann eine ideale Zwischenmahlzeit sein oder – mit etwas Rohkost zuvor – ein vollwertiges Mittagessen. Suppen sind eine angenehme Art, viel Gemüse zu essen. Die Garzeiten in diesem Kapitel sind so berechnet, daß die Gemüse und die Getreide relativ weich und damit magenfreundlich werden. Sie können die Garzeiten kürzen, wenn Sie es etwas »knackiger« möchten. Auf jeden Fall sollten Sie beim Kochen öfter mal probieren, denn die Garzeiten können je nach Jahreszeit, der Frische oder der Größe der Gemüsestücke unterschiedlich sein. Weil beim Kochen Vitamine zerstört werden, gleichen Sie das mit reichlich frischen Kräutern aus.

Gemüsebouillon

■ Mineralstoffreich

1 Gemüsezwiebel · 1 Möhre
1 Petersilienwurzel
1 Stengel Staudensellerie
1 Tomate
3 grüne Lauchblätter
100 g Blumenkohl (ersatzweise andere Kohlsorten, zum Beispiel Kohlrabi, Rosenkohl, Chinakohlblätter)
2 Austernpilze oder Egerlinge nach Belieben
1 Lorbeerblatt
5 weiße Pfefferkörner
3 Pimentkörner
1 TL feingehacktes Basilikum
1 TL feingehackter Thymian · $1/2$ TL Salz

- Pro Portion etwa: 113 kJ/27 kcal
  2 g E, 0,3 g F, 4 g KH, 1 g Bst
- Zubereitungszeit: 10 Minuten
- Garzeit: 30 Minuten

1. Die Zwiebel schälen. Alle anderen Gemüse waschen. Die Möhre und die Petersilienwurzel schälen und putzen. Die Selleriestange und den Lauch putzen. Von der Tomate den grünen Stengelansatz großzügig wegschneiden. Das Kohlgemüse putzen. Alle Gemüse grob zerkleinern und mit 1 l Wasser und dem Lorbeerblatt, den Pfeffer- und Pimentkörnern, dem Basilikum und dem Thymian 30 Minuten zugedeckt köcheln lassen.

2. Den Topf vom Herd nehmen, 5 Minuten stehenlassen, dann den Inhalt durch ein Sieb in einen zweiten Topf gießen. Die Bouillon mit Salz würzen.

Mit Kräutern: Als fast kalorienfreie heiße Trinkbrühe servieren oder – noch mineralstoffreicher – als klare Suppe mit feingeschnittenen Kräutern.

Varianten

Mit Einlagen: Gehaltvoller wird die Brühe mit 4 Eßlöffeln Hirse, Quinoa, Hafergrütze oder Amaranth (am besten gemischt). In der Bouillon etwa 15 Minuten zugedeckt kochen lassen. 250 g geputztes Gemüse (Blumenkohlröschen, Spargelstücke oder Erbsen) 5–10 Minuten in der Brühe garen.

Info

Für die Bouillon können Sie vieles verwenden, was beim Gemüseputzen anfällt. Dann haben Sie allerbeste Rohstoffe für eine mineralstoffreiche Gemüsebrühe.

Knoblauchsuppe

- Mineralstoffreich

$^3/_4$ l Gemüsebouillon (siehe Rezept gegenüberliegende Seite, ersatzweise Brühwürfel)
250 g vorwiegend festkochende Kartoffeln
5 Knoblauchzehen
$^1/_2$ TL Salz
1 Tomate
1–2 EL Olivenöl
1 Prise schwarzer Pfeffer nach Belieben
1 EL gehackte Petersilie

- Pro Portion etwa: 366 kJ/88 kcal
  3 g E, 3 g F, 12 g KH, 3 g Bst
- Zubereitungszeit (ohne das Kochen der Bouillon): 15 Minuten

1. Die Bouillon aufkochen lassen. Inzwischen die Kartoffeln schälen, waschen und in ganz feine Streifen schneiden. Die Knoblauchzehen schälen, 4 davon klein würfeln.

2. Kartoffeln und gewürfelten Knoblauch mit dem Salz in den Topf zur Bouillon geben, alles in 5–8 Minuten zugedeckt fertiggaren.

3. Inzwischen die Tomate waschen, den grünen Stengelansatz wegschneiden und das Fruchtfleisch würfeln. Die restliche Knoblauchzehe durchpressen.

4. Den Topf vom Herd nehmen. Die Tomatenwürfel, Knoblauch und das Olivenöl in die Suppe rühren, mit Salz und nach Belieben mit Pfeffer würzen, mit der Petersilie bestreuen.

Hirsesuppe mit Blumenkohl

- Mineralstoffreich

50 g Hirse
300 g Blumenkohlröschen
1 Kartoffel · 1 Knoblauchzehe
100 g Spinat
30 g Doppelrahm-Frischkäse
30 g Sahne · 1 Tomate
$^1/_2$ TL Salz
1 Prise Macispulver
1 Prise weißer Pfeffer nach Belieben

- Pro Portion etwa: 402 kJ/96 kcal
  4 g E, 4 g F, 11 g KH, 3 g Bst
- Zubereitungszeit: 15 Minuten

1. Die Hirse in einem Sieb mit kochend-heißem Wasser überbrausen, dann in $^3/_4$ l Wasser 5 Minuten kochen lassen.

2. Den Blumenkohl waschen und putzen. Mit der Hirse 5 Minuten kochen lassen.

3. Die Kartoffel schälen, waschen und fein reiben. Zusammen mit dem geschälten, durchgepreßten Knoblauch in die Suppe rühren. Alles in 5 Minuten fertig garen.

4. Inzwischen den Spinat waschen, putzen und fein schneiden. Den Frischkäse mit der Sahne glattrühren. Die Tomate waschen, ohne den grünen Stengelansatz würfeln. Den Spinat in die Suppe geben, dann vom Herd nehmen. Die Käse-Sahne-Mischung und die Tomaten darunterrühren. Mit Salz, dem Macispulver und – nach Bedarf – mit dem Pfeffer würzen.

Hafersuppe mit Rosenkohl

- Ballaststoffreich

3 EL Haferschrot (Hafergrütze)
300 g Rosenkohl
1 kleine Stange Lauch · 1 Kartoffel
1 kleine Pastinake (ersatzweise Petersilien-wurzel)
2 EL Butter oder 1 EL Haselnußmus
1 EL feingehackte Petersilie · $^1/_2$ TL Salz

- Pro Portion etwa: 362 kJ/87 kcal
  4 g E, 4 g F, 9 g KH, 4 g Bst
- Zubereitungszeit: 20 Minuten

1. Den Hafer in $^3/_4$ l Wasser 5 Minuten zugedeckt kochen lassen. Den Rosenkohl waschen, putzen, längs halbieren, mit dem Hafer weitere 5 Minuten kochen lassen.

2. Den Lauch waschen, putzen und fein schneiden. Die Kartoffel schälen, waschen und klein würfeln. Die Pastinake schälen und klein würfeln. Die Gemüse in die Suppe geben, in 5 Minuten fertiggaren. Die Suppe vom Herd nehmen, die Butter oder das Nußmus und die Petersilie daruntermischen, mit Salz würzen.

Info

Getreidesuppen sind ganz unkompliziert und schnell gemacht. Sie sollten immer mit kalter Flüssigkeit starten und bis zum ersten Aufkochen aufmerksam sein, denn dann kocht Getreide besonders leicht über. Danach mit leicht geöffnetem Deckel köcheln lassen und gelegentlich umrühren, damit nichts am Topfboden ansetzt.

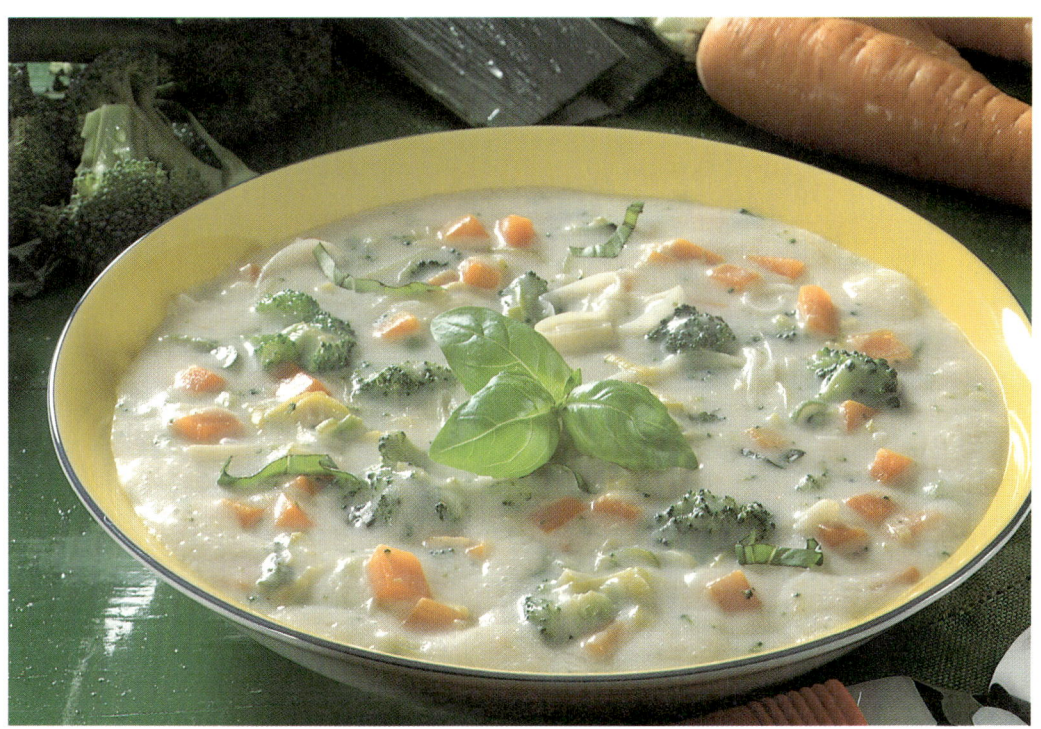

Dinkelsuppe mit Gemüse

- Ballaststoffreich

125 g Möhren
125 g Brokkoli
1 kleine Stange Lauch
40 g Sahne
40 g Dinkelmehl (nach Möglichkeit
frisch gemahlen)
2 TL feingeschnittenes Basilikum (ersatzweise 1 TL getrocknetes)
$^1/_2$ TL Salz

- Pro Portion etwa: 303 kJ/73 kcal
  3 g E, 3 g F, 9 g KH, 3 g Bst
- Zubereitungszeit: 20 Minuten

1. Die Möhren schälen, waschen und klein würfeln. Den Brokkoli waschen, in kleine Röschen teilen, den Stiel schälen und grob würfeln. Das Gemüse in $^3/_4$ l Wasser knapp 10 Minuten zugedeckt kochen lassen.

2. Inzwischen den Lauch waschen, putzen und fein schneiden. Die Sahne mit dem Dinkel, dem Basilikum und wenig Wasser glattrühren, dann mit dem Schneebesen zusammen mit dem Lauch in die Suppe rühren, alles 1 Minute kochen lassen. Die Suppe vom Herd nehmen und mit Salz würzen.

Ohne Milch: Den Dinkel mit etwas Wasser anrühren, 1 Eßlöffel Mandelmus unter die fertige, nicht mehr kochende Suppe rühren

Variante

Gurkensuppe mit Mozzarella

■ Reich an sekundären Pflanzenstoffen

3 EL Quinoa · 1 kleine Salatgurke
1 kleiner Kohlrabi · 1 Frühlingszwiebel
80 g Erbsen, frisch oder tiefgekühlt
$^1/_2$ TL Salz · 100 g Mozzarella
1 Prise weißer Pfeffer nach Belieben
1 EL gehackter Dill
1 Prise Paprikapulver, edelsüß, nach Belieben

■ Pro Portion etwa: 473 kJ/113 kcal
   6 g E, 4 g F, 13 g KH, 3 g Bst
■ Zubereitungszeit: 20 Minuten

1. Das Quinoa mit $^1/_2$ l Wasser zugedeckt 5 Minuten köcheln lassen.

2. Inzwischen die Gurke und den Kohlrabi schälen und grob raspeln. Die Frühlingszwiebel waschen und putzen, das Weiße fein schneiden. Alles mit den Erbsen und dem Salz zum Quinoa geben und in 10 Minuten fertiggaren.

3. Inzwischen den Käse würfeln und auf zwei tiefe Teller verteilen. Das Zwiebelgrün fein schneiden. Die Suppe vom Herd nehmen, je nach Geschmack mit Salz und Pfeffer würzen, den Dill und das Zwiebelgrün daruntermischen. Die Suppe in die Teller gießen, nach Belieben mit dem Paprikapulver bestäuben.

Ohne Milch: Geben Sie statt Mozzarella das Fruchtfleisch von *Variante* $^1/_2$ Avocado oder 100 g Tofu in Würfel geschnitten zur Suppe.

Grünkern-Linsen-Suppe

■ Mineralstoffreich

40 g Grünkern, grob gemahlen
40 g Linsen
1 kleines Lorbeerblatt
1 TL feingeschnittener Majoran
300 g Zucchini
1 großer säuerlicher Apfel
50 g saure Sahne
1 TL Currypulver
abgeriebene Schale von $^1/_4$ unbehandelter Zitrone · $^1/_2$ TL Salz
schwarzer Pfeffer nach Belieben
1 EL Schnittlauchröllchen

■ Pro Portion etwa: 360 kJ/86 kcal
   4 g E, 2 g F, 13 g KH, 3 g Bst
■ Zubereitungszeit: 10 Minuten
■ Garzeit: 30 Minuten

1. Den Grünkern mit den Linsen, dem Lorbeerblatt und dem Majoran in $^3/_4$ l Wasser 15 Minuten zugedeckt köcheln lassen. Inzwischen die Zucchini waschen, putzen und grob würfeln. Den Apfel vierteln, schälen, vom Kernhaus befreien und grob würfeln. Beides zur Suppe geben und alles in weiteren 15 Minuten zugedeckt fertiggaren.

2. Inzwischen die saure Sahne mit dem Curry, der Zitronenschale und dem Salz glattrühren. Die Suppe vom Herd nehmen, die Sahnemischung einrühren, mit Salz und eventuell mit Pfeffer würzen, den Schnittlauch daruntermischen.

Ohne Milch: Verwenden Sie statt saurer Sahne 1 Eßlöffel *Variante* Mandelmus und 1 Teelöffel Senf.

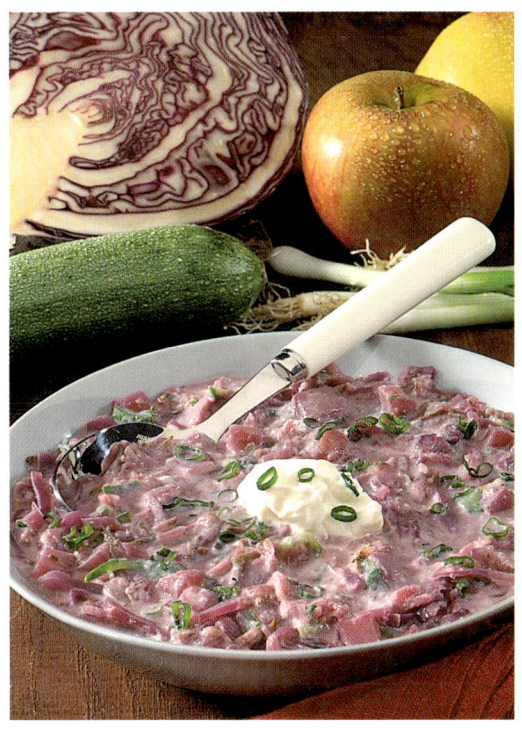

Rotkohlsuppe

■ Energiereich

$^1/_2$ kleiner Kopf Rotkohl (etwa 200 g)
1 Quitte (etwa 200 g, ersatzweise 1 großer säuerlicher Apfel)
1 Zwiebel
4 Gewürznelken
$^1/_8$ l und 2 EL Apfelsaft
1 Zucchino
1 EL Vollkorngrieß
$^1/_2$ TL Salz
2 Kartoffeln
2 Frühlingszwiebeln
100 g Mascarpone
2 TL Senf
1 Prise Pfeffer

■ Pro Portion etwa: 490 kJ/117 kcal
  4 g E, 5 g F, 13 g KH, 4 g Bst
■ Zubereitungszeit: 25 Minuten

1. Den Kohl putzen, längs vierteln, dabei den Strunk entfernen. Die Kohlviertel fein schneiden. Die Quitte waschen, vierteln, schälen, vom Kernhaus befreien und quer fein schneiden. Die Zwiebel schälen, die Nelken hineinstecken. Alles mit $^1/_2$ l Wasser und $^1/_8$ l Apfelsaft 5 Minuten köcheln lassen.

2. Den Zucchino waschen, putzen und grob raspeln, mit dem Grieß und dem Salz mischen. Die Kartoffeln schälen, waschen und würfeln. Die Frühlingszwiebeln waschen und putzen, dann das Weiße der Zwiebeln fein schneiden. Zwiebelgrün beiseite legen. Alles zur Suppe geben und zusammen in 10 Minuten fertiggaren.

3. Inzwischen den Mascarpone (2 Teelöffel zuvor beiseite stellen) mit dem restlichen Apfelsaft und dem Senf glattrühren. Das Zwiebelgrün fein schneiden. Die Suppe vom Herd nehmen, Mascarponemischung unterrühren. Die Suppe mit Salz und dem Pfeffer würzen, in zwei Teller füllen. Je 1 Teelöffel Mascarpone in die Mitte geben, mit dem Zwiebelgrün bestreuen.

Ohne Milch: Mascarpone durch 1 Eßlöffel Haselnußmus ersetzen. Oder 1 kleine vollreife Avocado längs rings um den Stein einschneiden, durch leichtes Drehen teilen. Jede Hälfte schälen und das Fruchtfleisch klein würfeln. Die Hälfte der Avocadowürfel in die Suppe rühren, die restlichen darüberstreuen.

Variante

Kichererbsen-Gemüsesuppe

■ Mineralstoffreich

100 g Kichererbsen · 2 EL Haferkörner
1 Möhre · 1 Frühlingszwiebel
je 100 g Blumenkohl- und Brokkoliröschen
$^1/_2$ TL Salz · 1 kleine Avocado
1 EL Zitronensaft
1 TL feingeschnittenes Basilikum
1 Prise Curry · 1 Prise weißer Pfeffer

■ Pro Portion etwa: 481 kJ/115 kcal
  4 g E, 7 g F, 9 g KH, 4 g Bst
■ Quellzeit: mindestens 6 Stunden
■ Zubereitungszeit: 1 Stunde

1. Die Kichererbsen in gut $^1/_2$ l kaltem Wasser in einer kleinen Schüssel zugedeckt mindestens 6 Stunden quellen lassen. Auf einem Sieb abtropfen lassen, mit $^3/_4$ l kaltem Wasser und den Haferkörnern in einen Topf geben, aufkochen und gut 30 Minuten zugedeckt köcheln lassen.

2. Inzwischen die Möhre schälen, waschen und klein würfeln. Die Zwiebel waschen, putzen und fein schneiden. Die Blumenkohl- und Brokkoliröschen waschen, die Stiele schälen und würfeln. Alle Gemüse mit dem Salz zur Suppe geben und in 10 Minuten zugedeckt fertig garen.

3. Inzwischen das Fruchtfleisch der Avocado klein würfeln. Die Suppe vom Herd nehmen, die Avocadowürfel, den Zitronensaft, das Basilikum, den Curry und den Pfeffer daruntermischen. Die Suppe nach Geschmack mit Salz nachwürzen.

Kartoffel-Gemüsesuppe

■ Aufbaukost

2 EL Grünkern, mittelgrob gemahlen
1 Möhre · 1 Stück Sellerieknolle
1 kleine Lauchstange
100 g beliebiger Kohl (Rosen-, Blumenkohl oder Wirsing)
3 mehlig-festkochende Kartoffeln · $^1/_2$ TL Salz
1 TL feingeschnittener Majoran
$^1/_2$ TL Koriander
1 TL Kümmel · 2–3 Knoblauchzehen
1–2 EL Olivenöl · 1 Prise Cayennepfeffer
1 EL gehackte Petersilie

■ Pro Portion etwa: 473 kJ/113 kcal
  3 g E, 5 g F, 15 g KH, 3 g Bst
■ Zubereitungszeit: 20 Minuten

1. Den Grünkernschrot mit $^3/_4$ l Wasser in einen Topf geben. Die Möhre schälen, waschen und würfeln. Den Sellerie schälen, waschen und würfeln. Den Lauch waschen, putzen und fein schneiden. Den Kohl waschen, putzen und grob zerkleinern. Alles in den Topf geben und aufkochen lassen.

2. Inzwischen die Kartoffeln schälen, waschen, würfeln und mit dem Salz, dem Majoran, dem Koriander und dem Kümmel zur Suppe geben. In 10 Minuten zugedeckt fertiggaren.

3. Inzwischen die Knoblauchzehen schälen und fein hacken. Die Suppe vom Herd nehmen, den Knoblauch, das Öl, den Cayennepfeffer und die Petersilie daruntermischen, eventuell mit Salz nachwürzen.

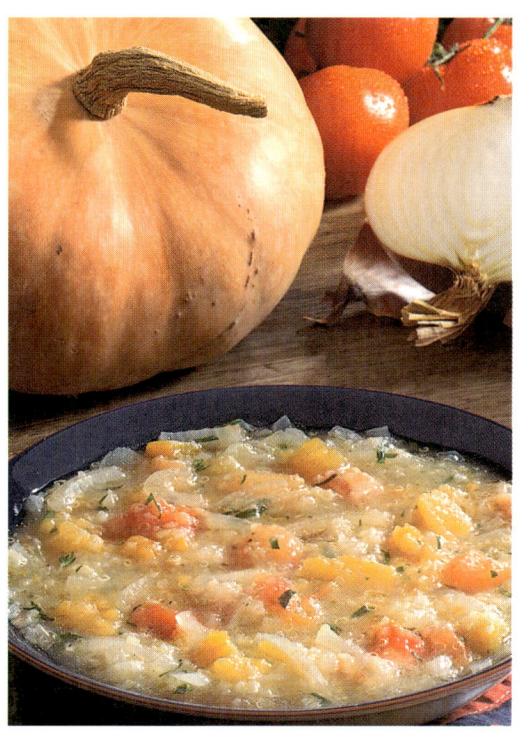

Zwiebelsuppe

- Appetitanregend

4 EL Quinoa
1 große Gemüsezwiebel
250 g gelber Speisekürbis
$^1/_2$ TL Salz
2 Tomaten
1–2 EL Olivenöl
1 EL feingeschnittene Petersilie
1 Prise schwarzer Pfeffer nach Belieben

- Pro Portion etwa: 341 kJ/81 kcal
  2 g E, 4 g F, 8 g KH, 3 g Bst
- Zubereitungszeit: 30 Minuten

1. Das Quinoa in $^3/_4$ l Wasser 10 Minuten zugedeckt kochen lassen.

2. Inzwischen die Zwiebel schälen, längs achteln, quer in dünne Scheiben schneiden. Den Kürbis schälen, von den Kernen und faserigem Fruchtfleisch befreien, längs in 2–3 cm breite Streifen und quer in dünne Scheiben schneiden. Zwiebeln, Kürbis und das Salz in den Topf zur Quinoa geben und alles in 15 Minuten zugedeckt bei kleiner Hitze fertiggaren.

3. Inzwischen die Tomaten waschen, die grünen Stengelansätze großzügig wegschneiden und das Fruchtfleisch würfeln. Die Suppe vom Herd nehmen. Die Tomatenwürfel, das Öl und die Petersilie daruntermischen, mit Salz und eventuell dem Pfeffer würzen.

Varianten

Mit Reis: Verwenden Sie statt Quinoa Langkorn- oder Basmatireis (auch als Vollkornreis), den weißen Reis sollten Sie 5 Minuten, Naturreis 20 Minuten vorgaren.

Mit anderen Gemüsen: Probieren Sie statt einer Gemüsezwiebel 3–4 Frühlingszwiebeln. Die Zwiebeln putzen, waschen, in mundgerechte Stücke schneiden und 5 Minuten vor Ende der Garzeit in die Suppe geben und mitgaren.
Statt Kürbis passen auch Zucchini oder Knollenfenchel, beides putzen, waschen und zerkleinern, die Garzeit bleibt gleich. Dabei nach Belieben 1 grob geraspelte Möhre in den letzten 5 Minuten mitgaren.

Hühnersuppe mit Gemüse

- Eiweißreich

2 kleine Hähnchenschenkel (etwa 250 g)
4 EL Quinoa
1 Lorbeerblatt
1 kleiner Zucchino
10 weiße Pfefferkörner
1 kleine Petersilienwurzel
1 Stange Lauch
$^1/_2$ getrocknete oder frische Chilischote nach Belieben
1 Möhre
1 Frühlingszwiebel
250 Kohl nach Belieben (zum Beispiel Blumenkohl, Brokkoli, Rosenkohl)
$^1/_2$ TL Salz
1 EL gehackte Petersilie

- Pro Portion etwa: 400 kJ/96 kcal
  8 g E, 4 g F, 6 g KH, 3 g Bst
- Zubereitungszeit: 15 Minuten
- Garzeit: 45 Minuten

1. Das Fleisch mit dem Quinoa, dem Lorbeerblatt und 1 l Wasser in einen großen Topf (mindestens 2,5 l Fassungsvermögen) geben und aufkochen lassen.

2. Inzwischen den Zucchino waschen, putzen, halbieren und die Pfefferkörner an einer Schnittfläche tief ins Fruchtfleisch stecken. Die Petersilienwurzel schälen, waschen, putzen und längs halbieren. Den Lauch putzen, längs aufschneiden und gründlich waschen. Die dunkelgrünen Blätter vom Lauch abschneiden, das Weiße beiseite legen. Die vorbereiteten Gemüse

und – wenn Sie gerne scharf essen – den Chili in den Topf geben und alles 30 Minuten zugedeckt köcheln lassen.

3. Inzwischen das Weiße vom Lauch in Ringe schneiden. Die Möhre, schälen, waschen, putzen und würfeln. Die Frühlingszwiebel waschen, putzen und fein schneiden. Die Blumenkohl- oder Brokkoliröschen waschen, in kleine Röschen teilen, die Stiele eventuell schälen und würfeln. Oder den Rosenkohl waschen, putzen und längs halbieren. Die vorbereiteten Gemüse mit dem Salz in den Topf geben und alles in weiteren 10 Minuten zugedeckt bei mittlerer Hitze fertiggaren.

4. Den Topf vom Herd nehmen. Die Hähnchenschenkel herausnehmen. Lauchblätter, Petersilienwurzel und Zucchino, das Lorbeerblatt und die Chilischote mit einer Gabel herausnehmen und entfernen. Das Fleisch von der Haut und den Knochen befreien, quer in mundgerechte Stücke schneiden und mit der Petersilie unter die Suppe mischen, eventuell mit Salz nachwürzen.

Hühnerbrühe: Ohne den Quinoa und nur mit den »groben« Gemüsen (Lauchblätter, Petersilienwurzel und Möhre) und mit den Gewürzen Lorbeerblatt, Pfeffer und Chili können Sie genauso eine mineralstoffreiche Hühnerbrühe kochen. Mehr Fleischgeschmack bekommen Sie mit Hühnerklein (aus dem Tiefkühlregal oder vom Geflügelhändler) statt der Hähnchenschenkel.

Variante

Die Brühe können Sie statt Wasser als Suppengrundlage verwenden oder als klare Hühnerbrühe auch solo genießen.

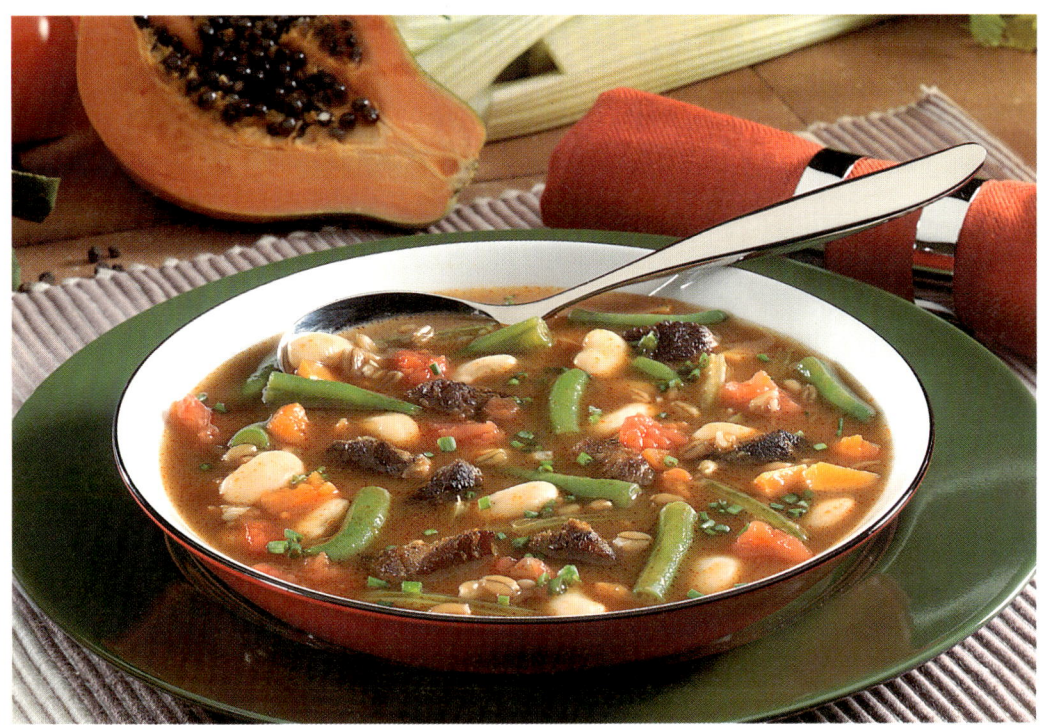

Ochsenschwanzsuppe

■ Aufbaukost

250 g Ochsenschwanzstücke
2 EL Grünkern
50 g weiße Bohnen · 1 Lorbeerblatt
1 Gemüsezwiebel · 5 Gewürznelken
5 schwarze Pfefferkörner · 1 Möhre
1 Stengel Staudensellerie
200 g grüne Bohnen
1 Fleischtomate
1 TL Salz
1 EL Schnittlauchröllchen

■ Pro Portion etwa: 649 kJ/155 kcal
   13 g E, 4 g F, 17 g KH, 7 g Bst
■ Zubereitungszeit: 15 Minuten
■ Garzeit: 2 Stunden

1. Das Fleisch mit dem Grünkern, den weißen Bohnen, dem Lorbeerblatt und 1,2 l Wasser in einen Topf geben. Die Zwiebel schälen, mit Nelken und Pfeffer spicken. Alles $1^1\!/_2$ Stunden zugedeckt köcheln lassen.

2. Alle Gemüse vorbereiten und zerkleinern. Tomate ganz lassen. Alles in den Topf geben und in weiteren 30 Minuten fertiggaren.

3. Den Topf vom Herd nehmen. Zwiebel, Tomate, Lorbeerblatt und Fleisch aus der Suppe nehmen. Nelken und Pfefferkörner aus der Zwiebel entfernen, Tomate häuten. Das Fleisch von den Knochen lösen, in mundgerechte Stücke schneiden. Die Zwiebel und die Tomate grob zerkleinern. Alles wieder in die Suppe geben, mit Salz würzen. Mit dem Schnittlauch bestreuen.

Fisch-Borschtsch

■ Reich an Jod

200 g rote Bete · 1 Möhre
1 Stück Sellerieknolle · 1 Stange Lauch
2 Kartoffeln · 1 Zwiebel
3 Gewürznelken · 3 Knoblauchzehen
40 g Buchweizen · 1 TL Salz
200 g Seelachsfilet · 1 EL Zitronensaft
1 Prise schwarzer Pfeffer nach Belieben
1 EL gehackter Dill · 2 kleine Dillstengel
100 g saure Sahne

■ Pro Portion etwa: 485 kJ/116 kcal
   8 g E, 3 g F, 13 g KH, 3 g Bst
■ Zubereitungszeit: 30 Minuten

1. Die roten Beten und die Möhre schälen, waschen und würfeln. Die Sellerieknolle schälen, waschen und würfeln. Den Lauch putzen, längs aufschneiden, gründlich waschen und in Streifen schneiden. Die Kartoffeln schälen, waschen und würfeln. Die Zwiebel waschen, nicht schälen und mit den Nelken spicken. Die Knoblauchzehen schälen und grob hacken. Alles mit $3/4$ l Wasser, dem Buchweizen und dem Salz in einem Topf 10 Minuten köcheln lassen.

2. Das Fischfilet mit dem Zitronensaft beträufeln, auf das Gemüse legen und in 5–8 Minuten garen.

3. Den Topf vom Herd nehmen. Den Fisch mit einem Schaumlöffel herausnehmen. Die Suppe mit Salz und eventuell mit Pfeffer würzen, die mit Nelken gespickte Zwiebel entfernen. Den Fisch grob zerpflücken, dabei von eventuell vorhandenen Gräten befreien. Den Dill und die Fischstücke vorsich-tig unter die Suppe mischen. Die Suppe auf zwei tiefe Teller verteilen. Je 2–3 Eßlöffel saure Sahne in die Mitte geben und mit je einem Dillstengel garnieren.

Soljanka mit Lachs

■ Eiweißreich

30 g Buchweizengrütze
1 Lorbeerblatt · 5 Wacholderbeeren
250 g Sauerkraut · 2 Frühlingszwiebeln
200 g Lachs
1 Prise weißer Pfeffer
Salz nach Belieben

■ Pro Portion etwa: 357 kJ/85 kcal
   8 g E, 3 g F, 6 g KH, 2 g Bst
■ Zubereitungszeit: 20 Minuten

1. Die Buchweizengrütze mit $3/4$ l Wasser, dem Lorbeerblatt und den Wacholderbeeren etwa 5 Minuten offen köcheln lassen.

2. Inzwischen das Sauerkraut fein schneiden. Die Frühlingszwiebeln waschen, putzen, das Weiße der Zwiebeln in Ringe schneiden. Zuerst die Gemüse in den Topf geben, den Fisch darüber legen, alles in weiterer 8 Minuten zugedeckt fertiggaren.

3. Den Topf vom Herd nehmen und zugedeckt stehenlassen. Das Zwiebelgrün fein schneiden. Den Fisch mit einem Schaumlöffel herausnehmen, von der Haut und den Gräten befreien, in mundgerechte Stücke zerpflücken. Die Fischstücke, das Zwiebelgrün und den Pfeffer vorsichtig unter die Suppe mischen und eventuell mit Salz würzen (je nach Salzgehalt des Sauerkrautes).

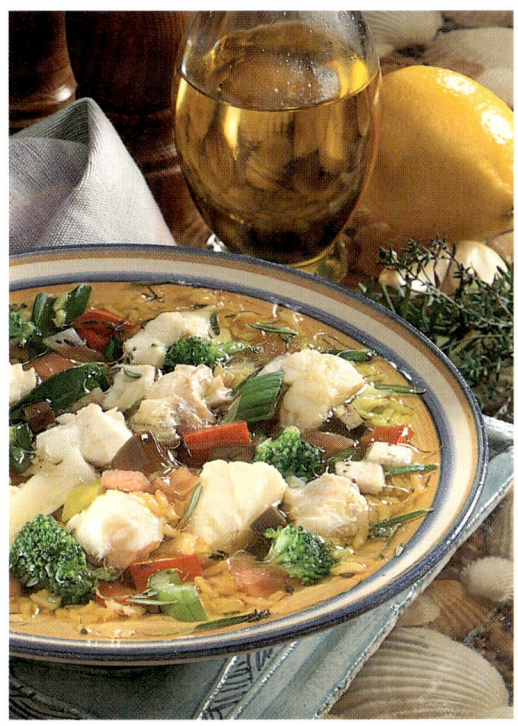

Mittelmeertopf

■ Besonders bekömmlich

50 g Langkorn-Naturreis
1 Lorbeerblatt
1 kleine Prise Safranpulver nach Belieben
1 Fenchel
1 Frühlingszwiebel
100 g Brokkoliröschen
1 kleine Aubergine
4 Knoblauchzehen
1 kleine rote Paprikaschote nach Belieben
2 Tomaten · 1 TL Salz
200 g Kabeljaufilet · 2 TL Zitronensaft
1 Prise Cayennepfeffer
1 Prise schwarzer Pfeffer nach Belieben
1 EL Olivenöl · 1 TL gehackter Rosmarin
1 TL Thymianblättchen

■ Pro Portion etwa: 368 kJ/88 kcal
 7 g E, 2 g F, 9 g KH, 3 g Bst
■ Zubereitungszeit: 15 Minuten
■ Garzeit: 40 Minuten

1. Den Reis mit dem Lorbeerblatt, eventuell dem Safran und $^3/_4$ l Wasser in einem weiten Topf zugedeckt 25 Minuten köcheln lassen.

2. Inzwischen den Fenchel und die Zwiebel waschen, putzen, halbieren und in Streifen schneiden. Die Brokkoliröschen waschen und putzen. Den Stiel schälen und würfeln. Die Aubergine waschen, putzen und würfeln. Den Knoblauch schälen und grob würfeln. Eventuell die Paprikaschote waschen, halbieren und putzen. Paprika zusammen mit den Tomaten mit kochendem Wasser bedeckt etwa $^1/_2$ Minute blanchieren, mit kaltem Wasser abschrecken. Die Paprikahälften würfeln. Die Tomaten schälen und beiseite legen. Die anderen vorbereiteten Gemüse mit dem Salz zum Reis geben, alles weitere 5 Minuten zugedeckt kochen lassen.

3. Den Fisch mit dem Zitronensaft beträufeln, auf das Gemüse legen und alles in weiteren 5–8 Minuten je nach Dicke des Fischfilets zugedeckt fertig garen. Inzwischen die Tomaten ohne Stengelansatz in Würfel schneiden.

4. Den Topf vom Herd nehmen. Den Fisch mit einem Schaumlöffel herausnehmen, grob zerpflücken, dabei von eventuell vorhandenen Gräten befreien. Die Suppe mit Salz, Cayennepfeffer und eventuell Pfeffer würzen. Die Tomatenwürfel, das Öl und die Kräuter zusammen mit den Fischstücken daruntermischen.

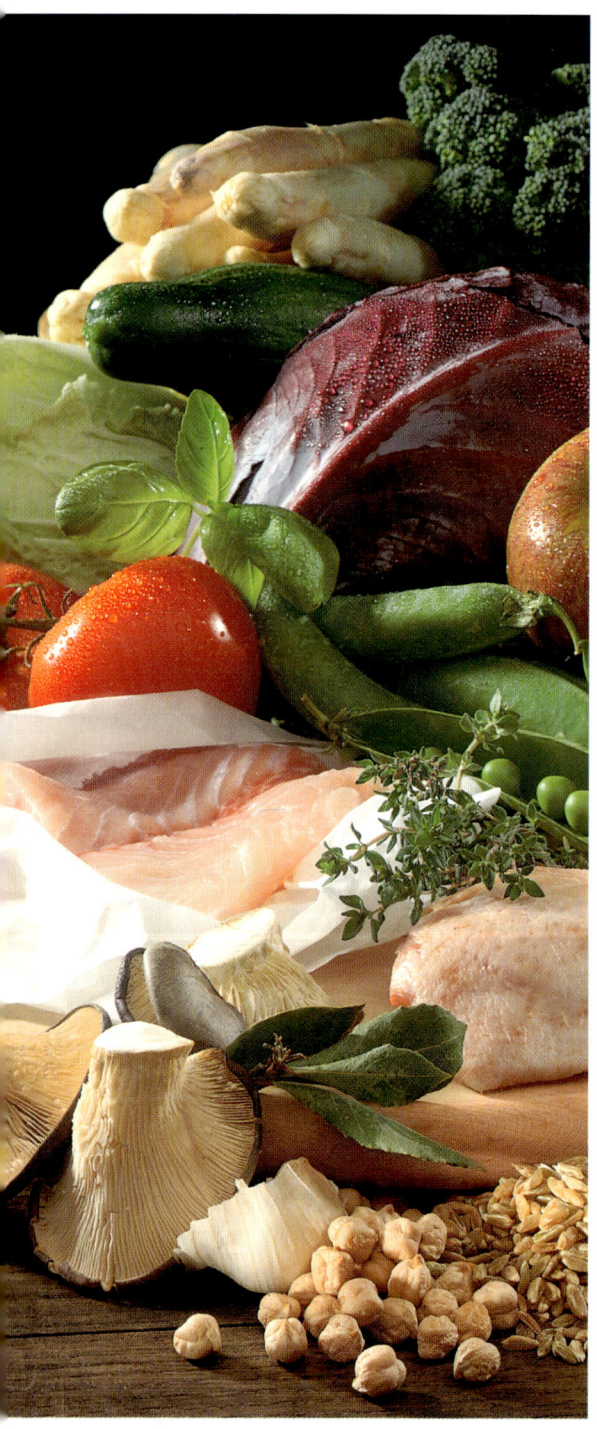

Hauptgerichte

Hauptmahlzeiten mit viel Gemüse machen rundum satt und zufrieden. Grob oder fein gemahlen ist Getreide besonders bekömmlich. Jede Sorte hat ihren speziellen Eigengeschmack, zu jeder harmonieren bestimmte Gemüsesorten besonders gut. Für ungeübte Gaumen sind Getreide, Naturreis und braune Nudeln natürlich gewöhnungsbedürftig. Lassen Sie sich Zeit mit der Umstellung, gehen Sie behutsam vor.

Reformhäuser und Bioläden bieten üblicherweise Naturreis von verschiedenen Erzeugern an. Versuchen Sie, ob Ihnen etwa Rund- oder Langkornreis besser schmeckt.

In Rezepten mit feingemahlenem Getreide können Sie einen Teil der Menge mit dem gewohnten Mehl austauschen.

Gemüse-Rindragout

- Eiweißreich

60 g Perldinkel (Dinkelreis)
(ersatzweise Basmati-Reis)
50 g Lauch
2 Kiwi
50 g Erbsen, frisch oder tiefgekühlt
$1/2$ TL Salz
$1/2$ TL gehackter Thymian
1 Rindersteak aus der Keule (150–200 g)
1 EL Senf
1 Prise schwarzer Pfeffer nach Belieben
1 EL Schnittlauchröllchen

- Pro Portion etwa: 1502 kJ/359 kcal
  30 g E, 6 g F, 45 g KH, 11 g Bst
- Zubereitungszeit: 25 Minuten

1. In einem weiten Topf $1/4$ l Wasser mit dem Dinkel 15 Minuten zugedeckt köcheln lassen.

2. Inzwischen den Lauch putzen, längs aufschneiden, gründlich waschen und in feine Streifen schneiden. Die Kiwi schälen und würfeln. Den Lauch, die Erbsen, das Salz und den Thymian in den Topf geben, das Steak darüber legen und alles in weiteren 5 Minuten fertiggaren, dabei das Fleisch einmal umdrehen.

3. Dann den Topf vom Herd nehmen, das Fleisch herausnehmen. Die Kiwiwürfel und den Senf unter das Ragout rühren. Mit Salz und je nach Geschmack mit Pfeffer würzen. Das Fleisch in Streifen schneiden und mit dem Schnittlauch vorsichtig unter das Ragout mischen.

Vegetarisch: Statt Rindfleisch können Sie für dieses Ragout auch 150 g Tofu verwenden.   *Variante*

Das Fleisch wird besonders zart und leichter verdaulich, wenn Sie ein Stück Papaya (etwa 200 g) mit den anderen Zutaten mitgaren. Dafür die Papaya entkernen, schälen und in Würfel schneiden. Die Frucht enthält Papain, ein eiweißspaltendes Enzym. Auch in der Ochsenschwanzsuppe (Seite 117) können Sie Papaya mitkochen lassen.   *Tip!*

Puten-Gemüse-Ragout

■ Mineralstoffreich

3 EL Quinoa · 1 grüne Paprikaschote
1 Fenchelknolle · 1 Gemüsezwiebel
200 g Putenbrust · 50 g Mascarpone
1 Prise Salz · $1/2$ TL Paprikapulver, edelsüß
1 Prise weißer Pfeffer
1 EL gehackte Petersilie

■ Pro Portion etwa: 1356 kJ/324 kcal
  33 g E, 10 g F, 23 g KH, 12 g Bst
■ Zubereitungszeit: 20–25 Minuten

1. Das Quinoa mit $1/4$ l Wasser zugedeckt in einem Topf 5 Minuten köcheln lassen.

2. Inzwischen die Paprikaschote halbieren, 1 Minute in kochendes Wasser legen, herausnehmen, abschrecken und in Streifen schneiden. Den Fenchel waschen, putzen und in Streifen schneiden. Die Zwiebel schälen, einmal quer halbieren und dann achteln.

3. Das Gemüse mit dem Quinoa mischen. Das Fleisch auf das Gemüse legen. Alles in gut 10 Minuten fertiggaren.

4. Den Topf vom Herd nehmen. Das Fleisch mit einem Schaumlöffel herausnehmen. Den Mascarpone unter das Gemüse rühren, mit Salz, Paprika und Pfeffer würzen. Das Fleisch in Streifen schneiden und mit der Petersilie unter das Gemüse mischen.

Vegetarisch: Die Putenbrust können Sie durch 150 g Tofu, in kleine Würfel geschnitten, problemlos ersetzen.   *Variante*

121

Crêpes mit Linsen-kaviar

■ Eiweißreich

Für die Crêpes:
50 g Buchweizenmehl
1 Prise Salz
200 ml Mineralwasser · 1 Ei
Für den Linsenkaviar:
80 g geschälte rote Linsen
$^1/_4$ l Orangensaft
1 Lorbeerblatt
200 g Lachs
1 EL Zitronensaft
$^1/_2$ TL Salz
1 Prise weißer Pfeffer
1 Orange (zum Beispiel Götterfrucht)
30 g Feldsalat
1 EL neutrales Öl zum Braten

■ Pro Portion etwa: 2046 kJ/489 kcal
31 g E, 14 g F, 58 g KH, 7 g Bst
■ Zubereitungszeit: 30 Minuten

1. Für die Crêpes das Mehl und das Salz mit dem Mineralwasser und dem Ei verquirlen.

2. Für den Linsenkaviar die Linsen mit dem Orangensaft und dem Lorbeerblatt 5 Minuten zugedeckt köcheln lassen. Inzwischen den Fisch mit dem Zitronensaft beträufeln, sparsam mit Salz und Pfeffer bestreuen, dann auf die Linsen legen und alles zugedeckt weitere 10 Minuten köcheln lassen.

3. Inzwischen die Orange schälen, in Spalten teilen, die Spalten quer halbieren. Den Salat waschen, putzen und abtropfen lassen.

4. Die Linsen vom Herd nehmen und noch 5 Minuten zugedeckt ausquellen lassen. Den Fisch herausnehmen, das Lorbeerblatt entfernen. Den Fisch von der Haut und den Gräten befreien, zerpflücken und mit den Orangenstücken unter die Linsen mischen, alles mit Salz und Pfeffer würzen.

5. Das Öl in einer beschichteten Pfanne (28 cm Durchmesser) erhitzen. Die Hälfte vom Crêpesteig hineingießen, 2 Minuten braten lassen, wenden, in 2 Minuten fertigbraten und auf einen flachen Teller legen. Den zweiten Crêpe genauso braten. Mit dem Feldsalat und der Linsenmischung belegen.

Linsen-Fisch-Teller

■ Ballaststoffreich

50 g Langkorn-Naturreis
80 g Linsen
1 Lorbeerblatt · 1 Möhre
150 g Lachs
150 g Rotbarschfilet
1 EL Zitronensaft
1 TL Salz
1 Prise schwarzer Pfeffer
$^1/_8$ l Apfelsaft
50 g Erbsen, frisch oder tiefgekühlt
1 EL Kapern (ersatzweise
2 TL Estragonessig)
100 g saure Sahne
1 TL Curry
1 EL Schnittlauchröllchen

■ Pro Portion etwa: 2377 kJ/568 kcal
47 g E, 14 g F, 60 g KH, 11 g Bst
■ Zubereitungszeit: 10 Minuten
■ Garzeit: 40 Minuten

1. Den Reis und die Linsen mit dem Lorbeerblatt und $1/2$ l Wasser in einem weiten Topf 30 Minuten köcheln lassen.

2. Inzwischen die Möhre schälen, putzen, waschen und grob würfeln. Den Fisch mit dem Zitronensaft beträufeln, sparsam mit Salz und Pfeffer bestreuen. Den Apfelsaft in den Topf gießen, 1 Prise Salz, die Möhren und die Erbsen hinzufügen. Den Fisch darauf legen und alles in weiteren 10 Minuten zugedeckt bei kleiner Hitze fertiggaren.

3. Inzwischen die Kapern hacken, mit der sauren Sahne und dem Curry glattrühren. Den Topf vom Herd nehmen, den Fisch herausnehmen, zerpflücken, dabei von der Haut und den Gräten befreien. Die Sahnemischung in die Linsen rühren. Das Gericht auf zwei Tellern verteilen, die Fischstücke darauf anrichten und mit dem Schnittlauch bestreuen.

Schollenfilets mit buntem Basmatireis

■ Reich an Jod

80 g Basmatireis · Salz
100 g Brokkoliröschen · 100 g Zucchini
2–3 Schollenfilets (etwa 200 g)
1 EL Zitronensaft
1 Prise weißer Pfeffer nach Belieben
1 EL feingeschnittener Dill · 2 EL Butter
1 Frühlingszwiebel · 1 kleine Fleischtomate
2 Knoblauchzehen
abgeriebene Schale von $1/4$ unbehandelten Zitrone
1 TL feingeschnittenes Basilikum

■ Pro Portion etwa: 1481 kJ/354 kcal
  24 g E, 11 g F, 38 g KH, 4 g Bst
■ Zubereitungszeit: 30 Minuten

1. Den Reis mit $1/4$ l Wasser und $1/2$ Teelöffel Salz in einem kleinen Topf 5 Minuten zugedeckt köcheln lassen.

2. Inzwischen die Brokkoliröschen waschen, putzen und grob zerkleinern. Die Zucchini waschen, putzen und grob würfeln. Die Gemüse zu dem Reis geben und alles in 10 Minuten garen.

3. Inzwischen die Fischfilets mit dem Zitronensaft beträufeln, sparsam mit Salz und Pfeffer bestreuen, in dem Dill wälzen und in einer beschichteten Pfanne in 1 Eßlöffel Butter zugedeckt 3–5 Minuten dünsten, dann vorsichtig wenden und in 2–3 Minuten fertiggaren (je nach Dicke der Filets).

4. Inzwischen die Frühlingszwiebel waschen, putzen und in etwa 1 cm lange Stücke schneiden. Die Tomate waschen, den grünen Stengelansatz großzügig wegschneiden und das Fruchtfleisch würfeln. Die Knoblauchzehen schälen und fein schneiden. Alles mit der restlichen Butter, der Zitronenschale und dem Basilikum mit dem Reis im Topf vorsichtig mischen.

5. Den Reis auf zwei Tellern verteilen, die Fischfilets ganz oder in groben Stücken auf dem Reis anrichten.

Mit Naturreis: Ersetzen Sie den Basmatireis durch Naturreis und lassen Sie ihn statt 5 Minuten 20 Minuten zugedeckt köcheln. *Variante*

Hirse-Gemüse-Pfannkuchen

- Ballaststoffreich

50 g Hirse · 1 Möhre
1 Kartoffel
1 kleine Stange Lauch (weiße und hellgrüne Teile verwenden)
2 EL Weizen- oder Dinkelvollkornmehl
1 TL Salz · 1 TL Curry
1 TL feingeschnittenes Basilikum
1 Ei
Butterschmalz zum Braten

- Pro Portion etwa: 1079 kJ/258 kcal
  9 g E, 9 g F, 34 g KH, 8 g Bst
- Zubereitungszeit: 35 Minuten
- Quellzeit: 20 Minuten

1. Die Hirse in $^1/_8$ l Wasser etwa 5 Minuten kochen lassen, dann zugedeckt auf der ausgeschalteten Herdplatte mindestens 20 Minuten quellen lassen.

1. Inzwischen die Möhre und die Kartoffel schälen, waschen und fein reiben. Den Lauch waschen, putzen und fein schneiden. Das Mehl, das Salz, den Curry, das Basilikum und das Ei unter das Gemüse mischen. Die gegarte Hirse hinzufügen und alles gründlich mischen.

2. Das Butterschmalz in einer beschichteten Pfanne erhitzen, aus dem Teig mit einem Löffel sechs kleine Pfannkuchen in die Pfanne geben. Zugedeckt bei kleiner bis mittlerer Hitze auf jeder Seite in je knapp 10 Minuten goldbraun braten. Dazu paßt Tomatensauce oder Tomatensalat.

Varianten

Mit Fleisch: 150 g Hähnchenbrustfilet klein würfeln, leicht salzen, mit weißem Pfeffer würzen und vor dem Braten unter den Teig mischen.

Mit Fisch: 200 g Lachs von der Haut und den Gräten befreien, klein würfeln, mit 1 Teelöffel Zitronensaft mischen, leicht salzen, mit weißem Pfeffer würzen und vor dem Braten unter den Teig mischen.

Buchweizenpuffer

- Mineralstoffreich

2 Zwiebeln · 2 Kartoffeln
50 g Sauerkraut
1 TL feingeschnittener Majoran (frisch oder getrocknet)
50 g Buchweizenmehl
1 Ei · $^1/_2$ TL Salz
1 TL Kümmel nach Belieben
1 Prise schwarzer Pfeffer nach Belieben
1–2 EL Sonnenblumenöl zum Braten

- Pro Portion etwa: 1121 kJ/268 kcal
  8 g E, 13 g F, 29 g KH, 7 g Bst
- Zubereitungszeit: 20 Minuten

1. Die Zwiebeln schälen und fein hacken. Die Kartoffeln schälen, waschen und fein reiben. Das Sauerkraut fein schneiden. Alles in einer Schüssel mit dem Majoran und dem Mehl mischen, das Ei und 50 ml Wasser unterrühren. Die Masse mit Salz und nach Belieben mit Kümmel und dem Pfeffer würzen.

2. Das Öl in einer beschichteten Pfanne erhitzen. Aus dem Teig vier Puffer mit einem

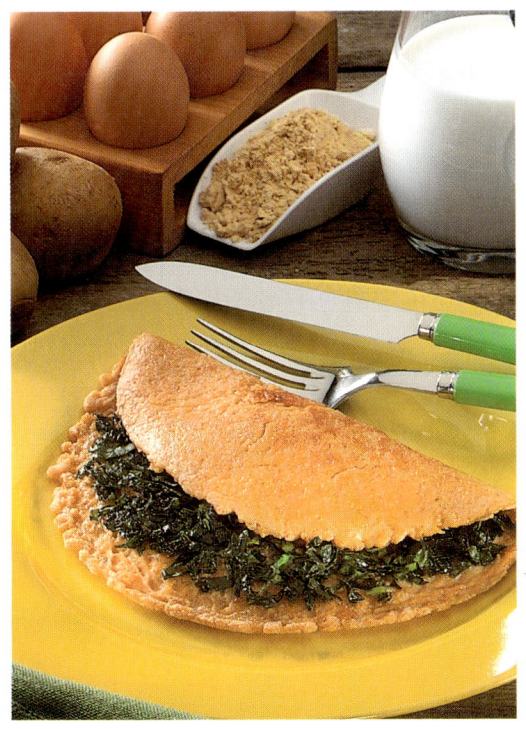

Grünes Omelett

- Reich an Eisen

1 EL Sojamehl
1 TL Paprikapulver, edelsüß
1 TL Salz
2 Eier
100 ml Milch
2 Kartoffeln
200 g Spinat
1 EL Olivenöl zum Braten

- Pro Portion etwa: 1180 kJ/282 kcal
  16 g E, 16 g F, 19 g KH, 6 g Bst
- Zubereitungszeit: 25 Minuten

1. Das Sojamehl mit dem Paprikapulver und $^1/_2$ Teelöffel Salz in einer Schüssel mischen, die Eier und die Milch hinzufügen, alles gut verquirlen.

2. Die Kartoffeln schälen, waschen und fein in die Schüssel reiben. Den Spinat waschen, putzen und fein schneiden.

3. Das Öl in einer großen beschichteten Pfanne erhitzen, den Teig hineingießen, den Spinat darauf verteilen, etwas andrücken und sparsam mit Salz bestreuen. Das Omelett knapp 10 Minuten zugedeckt bei kleiner Hitze braten lassen, dann mit einem Deckel oder Teller wenden und in knapp 5 Minuten zugedeckt fertiggaren.

Löffel in der Pfanne glattstreichen. Auf jeder Seite bei schwacher Hitze in gut 5 Minuten zugedeckt goldbraun braten.

Varianten

Ohne Ei: Statt Ei und 50 ml Wasser können Sie $^1/_8$ l Wasser verwenden und 50 g Sonnenblumenkerne unter den Teig mischen.

Mit Fisch: 200 g Lachs waschen, mit 1 Teelöffel Zitronensaft beträufeln, von Haut und Gräten befreien, klein würfeln und vor dem Braten unter den Teig mischen.

Info

In Pfannengerichten können Sie die besonders wertvolle Kombination von Kartoffeln mit Eiern (siehe Seite 14) kulinarisch und küchentechnisch ideal vereinen.

Mit anderen Gemüsesorten: *Variante*
Wenn Sie mögen, können Sie den Spinat durch 150 g Endivien, Rucola, Romana oder auch Löwenzahn ersetzen.

Hirse-Paella

- Ballaststoffreich

60 g Hirse
1 kleines Lorbeerblatt
$^1\!/_2$ TL Kurkumapulver
200 g Zucchini · 1 TL Salz
1 große Möhre · 1 große Zwiebel
100 g Erbsen, frisch oder tiefgekühlt
150 g milder weißer Schafkäse
1 EL Olivenöl · 1 EL Butter
1 Prise Curry
je 1 EL feingeschnittene Petersilie und
Schnittlauchröllchen

- Pro Portion etwa: 2331 kJ/557 kcal
  30 g E, 27 g F, 49 g KH, 16 g Bst
- Zubereitungszeit: 25 Minuten

1. Die Hirse in einem Sieb mit kochend
heißem Wasser überbrausen, dann in einer
weiten Pfanne mit $^1\!/_4$ l Wasser, dem Lorbeerblatt und dem Kurkumapulver 5 Minuten
zugedeckt kochen lassen.

2. Inzwischen die Zucchini waschen, putzen,
würfeln und mit der Hirse vermischen. Mit
dem Salz bestreuen. Dann die Möhre
schälen, waschen und putzen, klein würfeln.
Die Zwiebel schälen und würfeln. Beides in
die Pfanne geben und unterrühren. Alles zugedeckt weitere 5 Minuten bei kleiner Hitze
köcheln lassen. Die Erbsen über dem Gemüse verteilen und in weiteren 5 Minuten
fertiggaren. Das Lorbeerblatt entfernen.

3. Die Pfanne vom Herd nehmen. Den Käse
würfeln und zusammen mit dem Öl, der
Butter, dem Curry und den Kräutern unterrühren, nach Belieben mit Salz nachwürzen.

Varianten

Mit Quinoa: Die Paella wird
noch reicher an wertvollen Nährstoffen, wenn Sie mit der gebrühten
Hirse noch 1–2 Eßlöffel Quinoa in die
Pfanne geben.

Mit Paprika: 1 kleine rote Paprikaschote
halbieren, putzen, in kochendem Wasser
kurz blanchieren, danach würfeln und mit
den Erbsen hinzufügen.

Mit Fleisch: 1 Rinderfiletsteak (etwa 200 g)
während der letzten 10 Minuten Garzeit auf
dem Gemüse mitgaren, dann herausnehmen, in Streifen schneiden, leicht salzen und
wieder unter das Gericht mischen.

Chinapfanne

- Sehr bekömmlich

60 g Langkorn-Naturreis
1 große Möhre
1 große Frühlingszwiebel
100 g Chinakohl
100 g Sojasprossen
100 g Mangoldblätter
100 g Tofu
1 walnußgroßes Stück frischer Ingwer
1–2 EL Soja- oder Sesamöl (ersatzweise
neutrales Öl)
$^1\!/_8$ l Apfelsaft
1 EL Speisestärke · 1 TL Salz
1 TL Paprikapulver, edelsüß
$^1\!/_2$ TL Korianderpulver · 1 Prise Muskatnuß

- Pro Portion etwa: 1494 kJ/357 kcal
  13 g E, 14 g F, 44 g KH, 8 g Bst
- Zubereitungszeit: 15 Minuten
- Garzeit: 50–55 Minuten

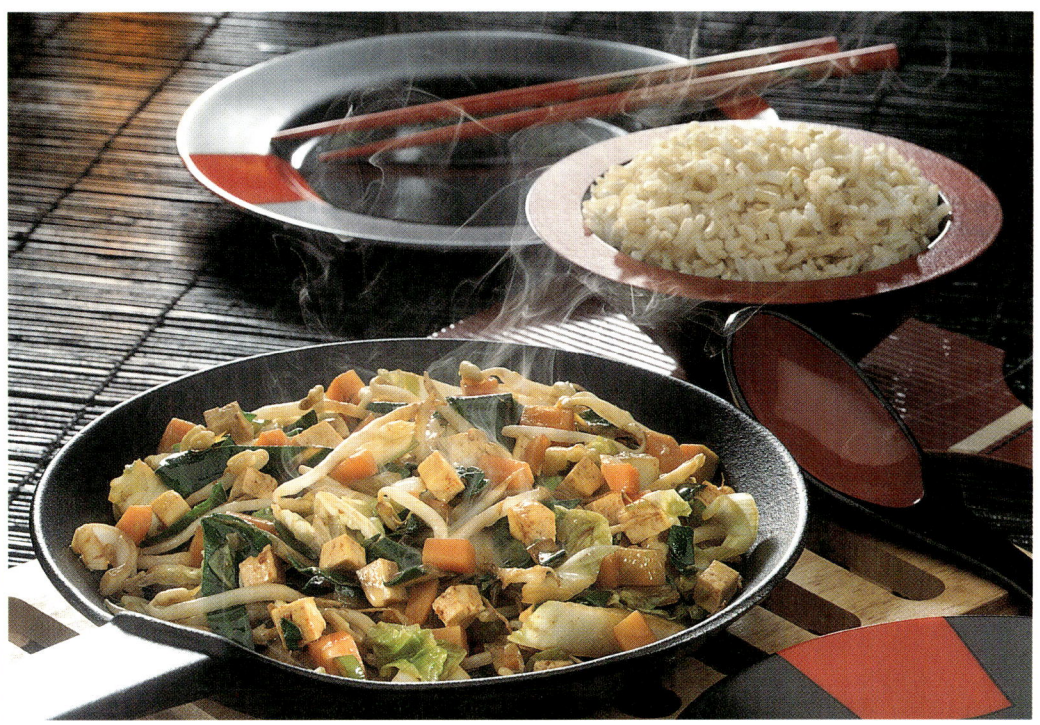

1. Den Reis in $1/4$ l Wasser 15 Minuten zugedeckt köcheln lassen, dann in weiteren 30 Minuten auf der ausgeschalteten Herdplatte ausquellen lassen.

2. Inzwischen die Möhre schälen, waschen, putzen und klein würfeln. Die Frühlingszwiebel waschen, putzen und fein schneiden. Den Chinakohl waschen, putzen und fein schneiden. Die Sojasprossen waschen und auf einem Sieb abtropfen lassen. Den Mangold waschen, putzen und fein schneiden. Den Tofu würfeln. Den Ingwer schälen und sehr fein würfeln.

3. Das Öl in einer Pfanne erhitzen und die Ingwerwürfel darin kurz anbraten. Die Möhren, Zwiebeln, Chinakohl und Sojasprossen hinzufügen und alles unter häufigem Rüh-

ren bei starker Hitze braten, bis das Gemüse etwas zusammenfällt. Das dauert 3–4 Minuten. Den Mangold und die Tofuwürfel unterrühren.

4. Den Saft mit der Stärke, $1/2$ Teelöffel Salz, dem Paprika- und Korianderpulver und dem Muskat glattrühren, zu dem Gemüse gießen und alles unter ständigem Rühren einmal gut aufkochen lassen. Dann vom Herd nehmen und das Gericht nach Gusto mit Salz nachwürzen.

Mit Fleisch: Statt Tofu 200 g Hähnchen- oder Putenbrust in Streifen schneiden, leicht salzen und pfeffern und zusammen mit dem Ingwer anbraten.

Variante

Nizza-Gemüse

■ Vitaminreich

$1/2$ mittelgroßer Fenchel
1 kleiner Zucchino
$1/2$ kleine Gemüsezwiebel
1 kleine Aubergine
1 TL Salz
1 kleine gelbe Paprikaschote
1 Tomate
4 Knoblauchzehen
1 Frühlingszwiebel
1 TL Rosmarinnadeln
1–2 EL Olivenöl · 1 Prise Cayennepfeffer
1 Prise schwarzer Pfeffer nach Belieben
1 EL Schnittlauchröllchen oder gehackte
Petersilie

■ Pro Portion etwa: 695 kJ/166 kcal
  5 g E, 10 g F, 14 g KH, 8 g Bst
■ Zubereitungszeit: 20–25 Minuten

1. Alle Gemüse waschen. Den Fenchel und den Zucchino putzen und grob würfeln. Die Zwiebel schälen und würfeln. Die Aubergine vom Stengelansatz befreien und grob würfeln. Alle Gemüse mit $1/8$ l Wasser und dem Salz in einem weiten Topf 10 Minuten zugedeckt köcheln lassen.

2. Inzwischen die Paprikaschote waschen, halbieren und putzen. Die Tomate waschen, den grünen Stengelansatz großzügig wegschneiden, das Fruchtfleisch würfeln. Die Paprikaschote würfeln. Die Knoblauchzehen schälen und fein schneiden. Die Frühlingszwiebel waschen, putzen und fein schneiden. Alles zusammen mit dem Rosmarin in den Topf zum anderen Gemüse geben und weitere 5 Minuten mitdünsten.

3. Das Gemüse vom Herd nehmen, das Olivenöl und den Cayennepfeffer darunterrühren, eventuell mit Salz und dem Pfeffer würzen, den Schnittlauch oder die Petersilie daruntermischen.

Als Vorspeise: Kochen Sie von diesem südlichen Multi-Gemüse gleich die doppelte Menge. Bewahren Sie den Rest für den nächsten Tag zugedeckt im Kühlschrank auf. Genießen Sie dann das »eingelegte Gemüse« als Vorspeise oder als Zwischenmahlzeit.

Variante

Pizza Margherita

■ Eiweißreich

Zutaten für 1 Backblech:
Für den Teig:
200 g Weizen- oder Dinkelvollkornmehl
$1/2$ TL Salz
$1/2$ Würfel Hefe (20 g)
(ersatzweise $1/2$ Päckchen Trockenhefe)
2 EL Olivenöl
Für den Belag:
200 g Tofu
2 TL Sojasauce
1 kleiner Bund Basilikum
1 mittelgroße Aubergine
500 g Tomaten · 2 EL Olivenöl
1 Prise schwarzer Pfeffer nach Belieben
Backpapier für das Blech
Vollkornmehl für die Arbeitsfläche

■ Pro Portion etwa: 1439 kJ/344 kcal
  14 g E, 15 g F, 37 g KH, 7 g Bst
■ Zubereitungszeit: 20 Minuten
■ Teigruhe: 40 Minuten
■ Backzeit: 20 Minuten

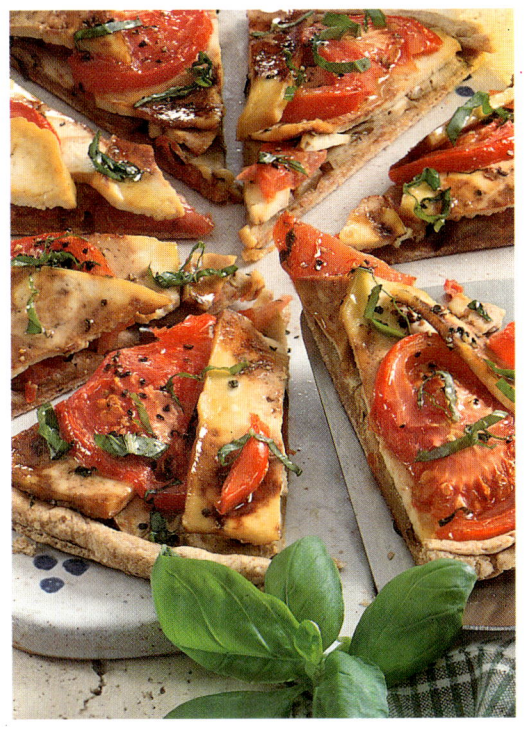

1. Für den Teig das Mehl in einer Schüssel mit dem Salz mischen. Eine Mulde hineindrücken, die Hefe hineinbröckeln, 100 ml Wasser dazugießen und mit der Hefe und ein wenig von dem Mehl verrühren. Zugedeckt 20 Minuten an einem warmen Ort stehenlassen.

2. Das Öl hinzufügen und alles zu einem glatten Teig kneten. Den Teig nochmals zugedeckt 20 Minuten gehen lassen.

3. Das Blech mit Backpapier auslegen. Den Teig auf einer bemehlten Arbeitsfläche zu zwei Kreisen von je mindestens 20 cm Durchmesser oder zu einem großen ovalen Teigfladen von etwa Backblechgröße ausrollen, dabei den Rand etwas dicker lassen, dann auf das Blech legen.

4. Den Backofen auf 200° vorheizen. Für den Belag den Tofu in dünne Scheiben schneiden, auf einem Teller verteilen, die Sojasauce darüber träufeln und das Basilikum (große Blätter zuvor grob zerkleinern) darüber streuen.

5. Die Aubergine waschen, putzen, in hauchdünne Scheiben schneiden und auf dem Teig gleichmäßig verteilen, dabei ringsum einen etwa fingerdicken Rand frei lassen. Die Tofuscheiben darüber legen. Die Tomaten waschen, die grünen Stengelansätze großzügig wegschneiden, das Fruchtfleisch in Scheiben schneiden und diese auf dem Tofu anordnen, dabei teilweise fächerartig darunterstecken. Die Pizza mit dem Olivenöl beträufeln.

6. Pizza im Backofen (unten, Umluft 180°) in 20 Minuten goldbraun backen. Dann herausnehmen, eventuell mit schwarzem Pfeffer bestreuen.

Mit anderen Gemüsesorten: *Varianten*
Probieren Sie statt der Aubergine 1 Fenchelknolle, die Sie waschen, putzen und quer in hauchdünne Scheiben schneiden. Dazu harmoniert anstelle von Basilikum Rosmarin.

Mit Käse: Statt Tofu schmeckt auch Mozzarella oder Schafkäse, dann sollten Sie aber die Sojasauce weglassen.

Gefüllte Zucchini

■ Mineralstoffreich

Für die Füllung:
50 g Hirse
100 g Brokkoliröschen
100 g Blumenkohlröschen
1 mittelgroße Möhre
3 Schalotten
$^1/_2$ TL Salz
1 TL feingeschnittenes Basilikum
100 g milder Schnittkäse (zum Beispiel Edamer oder Gouda)
1 Prise schwarzer Pfeffer nach Belieben
Zum Füllen:
500 g Zucchini
1 EL Schnittlauchröllchen

■ Pro Portion etwa: 1485 kJ/355 kcal
22 g E, 16 g F, 29 g KH, 10 g Bst
■ Zubereitungszeit: 50 Minuten

1. Für die Füllung die Hirse mit $^1/_4$ l Wasser in einem großen Topf 5 Minuten kochen lassen. Inzwischen die Brokkoli- und Blumenkohlröschen waschen, in kleine Röschen teilen, die Stiele würfeln. Die Möhre schälen, waschen und würfeln. Die Schalotten schälen und grob zerkleinern. Alle Gemüse mit $^1/_2$ Teelöffel Salz und dem Basilikum zu der Hirse geben und alles in weiteren 10 Minuten zugedeckt bei kleiner Hitze fertiggaren, bis die Hirsekörner aufgeplatzt sind.

2. Inzwischen die Zucchini waschen, putzen und längs halbieren, mit einem Teelöffel aushöhlen. Die Zucchini nebeneinander in eine ausreichend große Pfanne legen.

3. Den Topf mit der Füllung vom Herd nehmen und ohne Deckel etwas ausdampfen lassen. Den Käse würfeln und unter die Hirsemasse mischen. Die Füllung eventuell mit Salz und dem Pfeffer würzen, dann in die Zucchinihälften füllen. Etwa $^1/_2$ l Wasser auf den Pfannenboden gießen. Die Pfanne mit einem Deckel schließen und die Zucchini in etwa 10 Minuten garen. Vor dem Servieren mit Schnittlauch bestreuen.

Varianten

Mit Fleisch: Mischen Sie statt Käse 150–200 g Rinderhackfleisch mit $^1/_2$ Teelöffel Salz und eventuell 1 Teelöffel edelsüßes Paprikapulver unter die Hirsemasse. Die gefüllten Zucchini in gut 15 Minuten garen.

Mit Fisch: Den Käse können Sie auch durch 200 g Rotbarschfilet ersetzen. Das Fischfilet fein würfeln, mit 1 Eßlöffel Zitronensaft beträufeln, mit 1 Prise Salz und 1 Prise gemahlenem weißen Pfeffer würzen, dann unter die Hirsemasse mischen. Zucchini mit Hirse-Fisch-Füllung sind in etwa 15 Minuten gar.

Ohne Milch: Anstatt Käse 150–200 g Tofu würfeln, mit 1 Eßlöffel Sojasauce übergießen, dann unter die Hirsemasse mischen.

Mit anderem Gemüse: Statt in Zucchini paßt die Füllung auch in andere halbierte und/oder ausgehöhlte Gemüse. Besonders attraktiv als bunte Mischung. Dafür eignen sich Gemüsezwiebeln, Chicorée, Chinakohl oder Fleischtomaten.

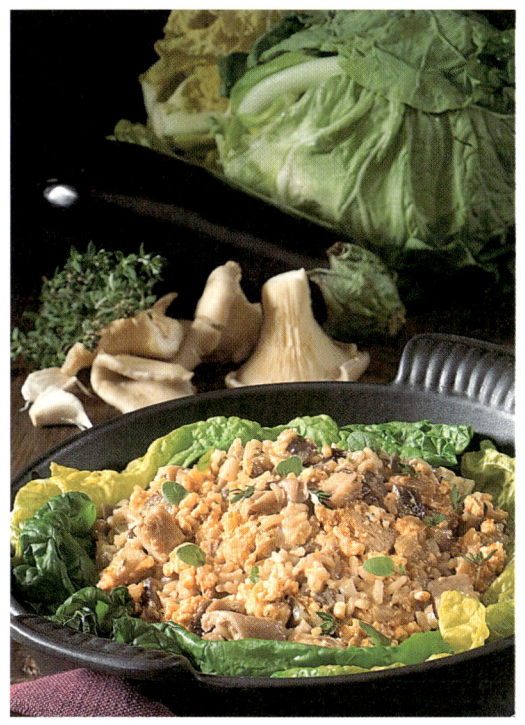

- Pro Portion etwa: 1431 kJ/342 kcal
  16 g E, 14 g F, 38 g KH, 12 g Bst
- Zubereitungszeit: 15 Minuten
- Garzeit: 35–40 Minuten

1. Den Reis in einem Topf mit $^1/_4$ l Wasser 10 Minuten zugedeckt köcheln lassen.

2. Inzwischen die Aubergine waschen, vom Stengelansatz befreien, würfeln, über den Reis geben, mit $^1/_2$ Teelöffel Salz bestreuen und alles weitere 5 Minuten zugedeckt bei kleiner Hitze köcheln lassen.

3. Den Knoblauch schälen und würfeln. Nach Belieben die Pilze putzen und würfeln. Den Knoblauch und die Pilze zusammen mit dem Thymian und dem Majoran über das Gemüse geben.

4. Die Reis-Gemüse-Mischung weitere 5 Minuten köcheln lassen. Inzwischen den Käse mit einer Gabel fein zerdrücken. Dann den Topf vom Herd nehmen, den Käse, das Öl und das Paprikapulver unter die Füllung mischen und eventuell mit Salz und dem Pfeffer würzen.

Auberginenreis in Wirsing

- Ballaststoffreich

80 g Langkorn-Naturreis
1 kleine Aubergine (etwa 200 g)
Salz
4 Knoblauchzehen
100 g Austernpilze nach Belieben
$^1/_2$ TL feingeschnittener Thymian
$^1/_2$ TL feingeschnittener Majoran
60 g Schafkäse
1 EL Olivenöl
$^1/_2$ TL Paprikapulver, edelsüß
1 Prise schwarzer Pfeffer nach Belieben
8 große Wirsingblätter (300–400 g, von einem etwa 1 kg schweren Kohlkopf)

5. Die Kohlblätter waschen, die dicken Blattrippen flach abschneiden. Je zwei Kohlblätter wie Körbchen ineinander in eine große Pfanne oder einen großen Schmortopf legen. $^1/_2$ l Wasser auf den Pfannenboden gießen. Die Reismasse auf die Blätter verteilen. Das Gemüse zugedeckt etwa 15 Minuten bei kleiner Hitze zugedeckt garen, bis die Kohlblätter weich sind.

Ohne Milch: Nehmen Sie statt Käse 100 g Tofu, den Sie mit 2 Teelöffeln Sojasauce zerdrücken. *Variante*

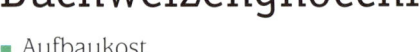

Buchweizenkartoffeln

■ Mineralstoffreich

2 EL Buchweizen (ganze Körner)
2 große Kartoffeln
1 rote Zwiebel
2 Frühlingszwiebeln
30 g Schafkäse
1 Prise schwarzer Pfeffer nach Belieben

■ Pro Portion etwa: 750 kJ/190 kcal
    7 g E, 3 g F, 32 g KH, 6 g Bst
■ Zubereitungszeit: 20 Minuten

1. Den Buchweizen mit $1/4$ l Wasser in einem kleinen Topf aufkochen lassen. Inzwischen die Kartoffeln schälen, waschen, längs vierteln und in den Topf geben. Alles zusammen in 15 Minuten zugedeckt fertiggaren.

2. Inzwischen die Zwiebel schälen und fein würfeln. Die Frühlingszwiebeln waschen, putzen und fein schneiden. Den Käse zwischen den Fingern zerbröseln.

3. Den Topf vom Herd nehmen, die Zwiebeln und den Käse unter die gegarten Zutaten mischen. Nach Belieben mit Pfeffer übermahlen.

Die Buchweizenkartoffeln passen als Beilage zu gedämpftem oder gedünstetem Fisch und zu Salaten.

Buchweizengnocchi

■ Aufbaukost

100 g Buchweizenmehl
$1/2$ TL und 1 TL Salz
1 TL Paprikapulver, edelsüß
1 TL feingeschnittener Majoran (frisch oder getrocknet)
200 g Vollmilchjoghurt
1 EL Schnittlauchröllchen
30 g flüssige Butter zum Begießen

■ Pro Portion etwa: 1494 kJ/357 kcal
    6 g E, 17 g F, 44 g KH, 2 g Bst
■ Zubereitungszeit: 10 Minuten
■ Quellzeit: 20–30 Minuten
■ Garzeit: 15 Minuten

1. Das Mehl in einer Schüssel mit $1/2$ Teelöffel Salz, dem Paprikapulver und dem Majoran mischen. Den Joghurt und den Schnittlauch gründlich darunterrühren, 20–30 Minuten quellen lassen.

2. In einem weiten Topf etwa 2 l Wasser mit 1 Teelöffel Salz aufkochen lassen. Mit einem Eßlöffel nacheinander etwa 20 Nocken abstechen und in das kochende Wasser geben, den Löffel dabei immer wieder ins kochende Wasser tauchen.

3. Die Nocken 15 Minuten köcheln lassen, dann auf einem Sieb abtropfen lassen. In einer Schüssel oder auf zwei Tellern verteilen und mit der flüssigen Butter übergießen.

Die Buchweizengnocchi schmecken ganz besonders gut zu dem Spargelgemüse auf der nächsten Seite.

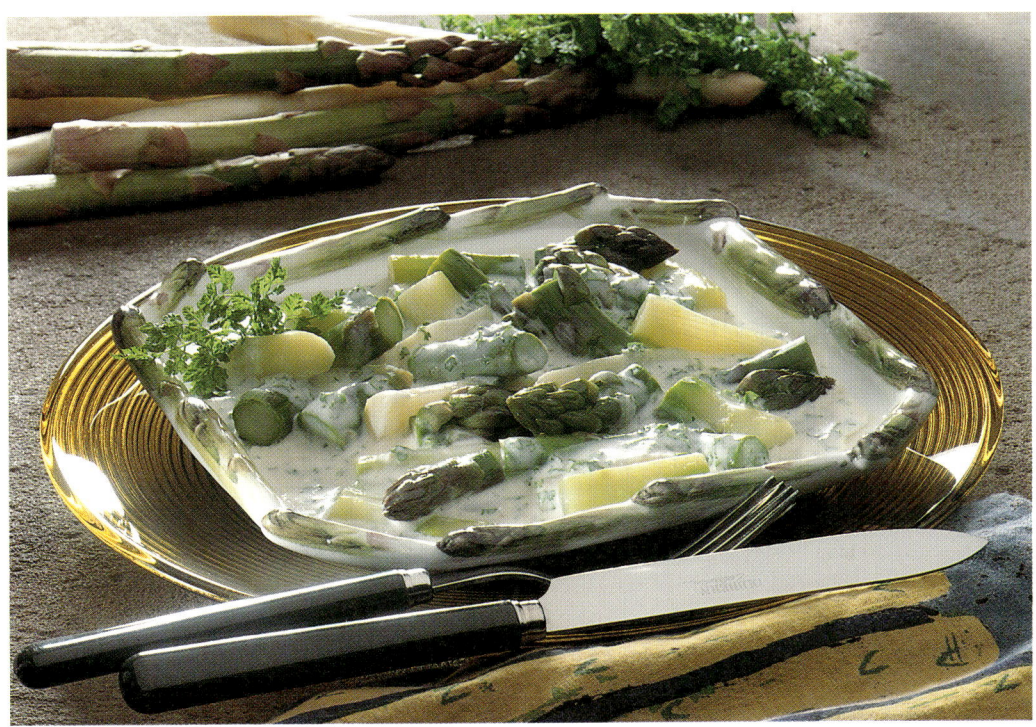

Spargelgemüse

- Entlastend

500 g grüner Spargel
1 TL Salz
2 EL Dinkelmehl
2 EL Sahne
1–2 EL Kerbel oder Petersilie,
feingeschnitten

- Pro Portion etwa: 460 kJ/110 kcal
  6 g E, 4 g F, 13 g KH, 4 g Bst
- Zubereitungszeit: 30 Minuten

1. Die Spargelstangen waschen, im unteren Drittel schälen, holzige Enden abschneiden. Die Schalen mit 1 l Wasser etwa 10 Minuten kochen lassen.

2. Den Topfinhalt durch ein Sieb gießen, die Flüssigkeit auffangen, $1/4$ l davon in den Topf zurückgießen. Den Spargel in etwa 5 cm lange Stücken im Sud bei kleiner Hitze in knapp 10 Minuten bißfest garen. Inzwischen das Mehl mit etwas abgekühlter Spargelbrühe glattrühren. Das Gemüse mit der Mehlmischung binden. Den Topf vom Herd nehmen, die Sahne und die Kräuter unter das Gemüse mischen.

Mit anderen Gemüsesorten: *Varianten*
Statt Spargel können Sie auch Blumenkohl oder Brokkoli, Mangoldstiele oder Zuckerschoten verwenden.

Ohne Milch: 1–2 Teelöffel Mandelmus mit etwas Spargelbrühe glattgerührt ersetzt die Sahne.

Kartoffelpüree

■ Besonders magenfreundlich

500 g mehligkochende Kartoffeln
1 TL Salz
100 ml Milch
1 Prise Muskatnuß, frisch gerieben
1–2 TL Butter
1 EL gehackte Petersilie oder Schnittlauchröllchen

■ Pro Portion etwa: 1042 kJ/249 kcal
   7 g E, 6 g F, 40 g KH, 6 g Bst
■ Zubereitungszeit: 20 Minuten

1. Die Kartoffeln schälen, waschen, würfeln und mit etwa $^1/_4$ l Wasser und dem Salz in gut 10 Minuten weich kochen lassen, dann die Kochflüssigkeit abgießen.

2. Die Milch zu den Kartoffeln in den Topf gießen, die Muskatnuß und die Butter hinzufügen. Den Topf wieder 1–2 Minuten auf die ausgeschaltete Herdplatte stellen, bis die Milch dampft. Dann den Topfinhalt in eine Rührschüssel füllen und mit dem Schneebesen zu lockerem Püree rühren. Oder die Kartoffeln mit den anderen Zutaten im Topf mit einem Mixstab oder mit einem Kartoffelstampfer fein pürieren. Das Püree nach Gusto mit Salz nachwürzen, die Petersilie oder den Schnittlauch daruntermischen.

Ohne Milch: Die Kochflüssigkeit beim Abgießen auffangen, 100 ml davon wieder zu den Kartoffeln gießen. Statt Milch, Butter und Muskatnuß 2 Teelöffel Haselnußmus mit den Kartoffeln und der Kochflüssigkeit pürieren. Schnittlauch daruntermischen.

Variante

Salatgemüse

■ Appetitanregend

1 kleiner Eissalat (etwa 250 g)
2 Frühlingszwiebeln
50 g Erbsen, frisch oder tiefgekühlt
1 EL Vollkorngrieß
2 EL Sahne
1 Prise Salz
1 Prise weißer Pfeffer nach Belieben

■ Pro Portion etwa: 672 kJ/183 kcal
   9 g E, 5 g F, 24 g KH, 9 g Bst
■ Zubereitungszeit: 10 Minuten

1. Den Salat waschen, putzen und grob zerkleinern. Die Zwiebeln waschen, putzen und quer in etwa 3 cm lange Stücke schneiden. Den Salat, die Zwiebeln und die Erbsen in einen großen Topf geben. $^1/_4$ l Wasser dazugießen und alles etwa 5 Minuten kochen lassen.

2. Den Grieß einstreuen, umrühren und das Gericht in weiteren 2 Minuten fertiggaren. Den Topf vom Herd nehmen, die Sahne, das Salz und eventuell den Pfeffer daruntermischen.

Mit anderen Salaten: Sie können statt Eissalat das helle Herz von 1 Kopf Romanasalat oder die Herzen von 2–3 Kopfsalaten verwenden.

Varianten

Mit anderen Gemüsen: Ob mit oder ohne Erbsen, es passen immer feine, zarte Gemüse wie Knollenfenchel, das Weiße vom Lauch, Zuckerschoten oder junge Möhren dazu.

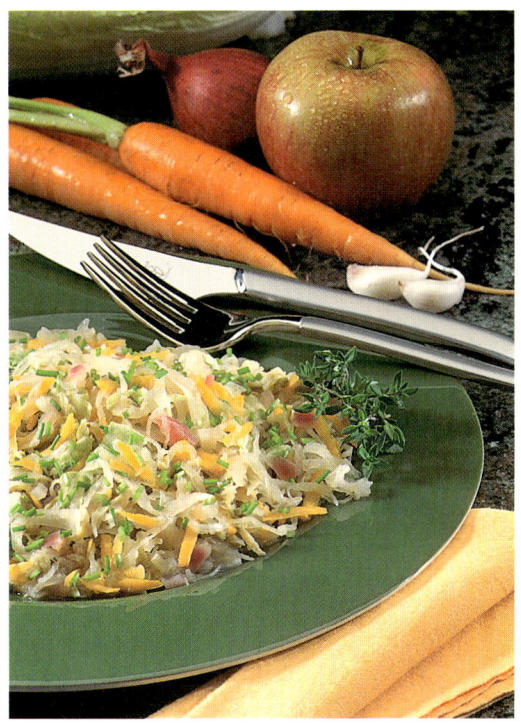

Buntes Sauerkraut

■ Reich an Milchsäure

100 g Chinakohl (etwa ¹/₂ kleiner Kopf)
100 g Sauerkraut · 1 Apfel
1 kleine Kartoffel
1 kleine Möhre
1 kleine rote Zwiebel
2 Knoblauchzehen
1 TL feingeschnittener Thymian (frisch
oder getrocknet)
1 Lorbeerblatt
1 EL Olivenöl
1 EL Schnittlauchröllchen

■ Pro Portion etwa: 607 kJ/145 kcal
  3 g E, 7 g F, 17 g KH, 7 g Bst
■ Zubereitungszeit: 30 Minuten

1. Den Chinakohl waschen, putzen und quer in feine Streifen schneiden. Das Sauerkraut fein schneiden. Beides mit ¹/₄ l Wasser in einen Topf geben. Den Apfel schälen, rings um das Kernhaus fein in den Topf reiben. Die Kartoffel schälen, waschen und ebenfalls fein hineinreiben. Die Möhre schälen, waschen und grob hineinraspeln. Die Zwiebel und die Knoblauchzehen schälen, würfeln und zusammen mit dem Thymian und dem Lorbeerblatt in den Topf geben.

2. Alles mischen und in etwa 20 Minuten zugedeckt bei kleiner Hitze garen. Den Topf vom Herd nehmen, das Lorbeerblatt entfernen. Das Öl und den Schnittlauch unter das Gemüse mischen.

Mit Avocado: Verwenden Sie statt Öl das Fruchtfleisch von ¹/₂ vollreifen Avocado, das Sie mit einem Löffel aus der Schale nehmen, würfeln und unter das Gemüse mischen.

Variante

Für einen kochfreien Tag:
Kochen Sie vom Püree und vom Sauerkraut die doppelte Menge. Je eine Portion lassen Sie sich gleich schmecken, aus dem Rest bereiten Sie einen Auflauf für den nächsten Tag vor: Eine Auflaufform buttern, gut die Hälfte vom restlichen Kartoffelpüree auf dem Boden der Form verteilen. Darüber das übriggebliebene Gemüse und den Rest Püree über dem Gemüse glattstreichen. Zugedeckt bis zum nächsten Tag in den Kühlschrank stellen. Dann Butterflöckchen auf das Gericht geben und offen im Backofen bei 200° (Mitte, Umluft 180°) in etwa 20 Minuten goldbraun backen.

Tip!

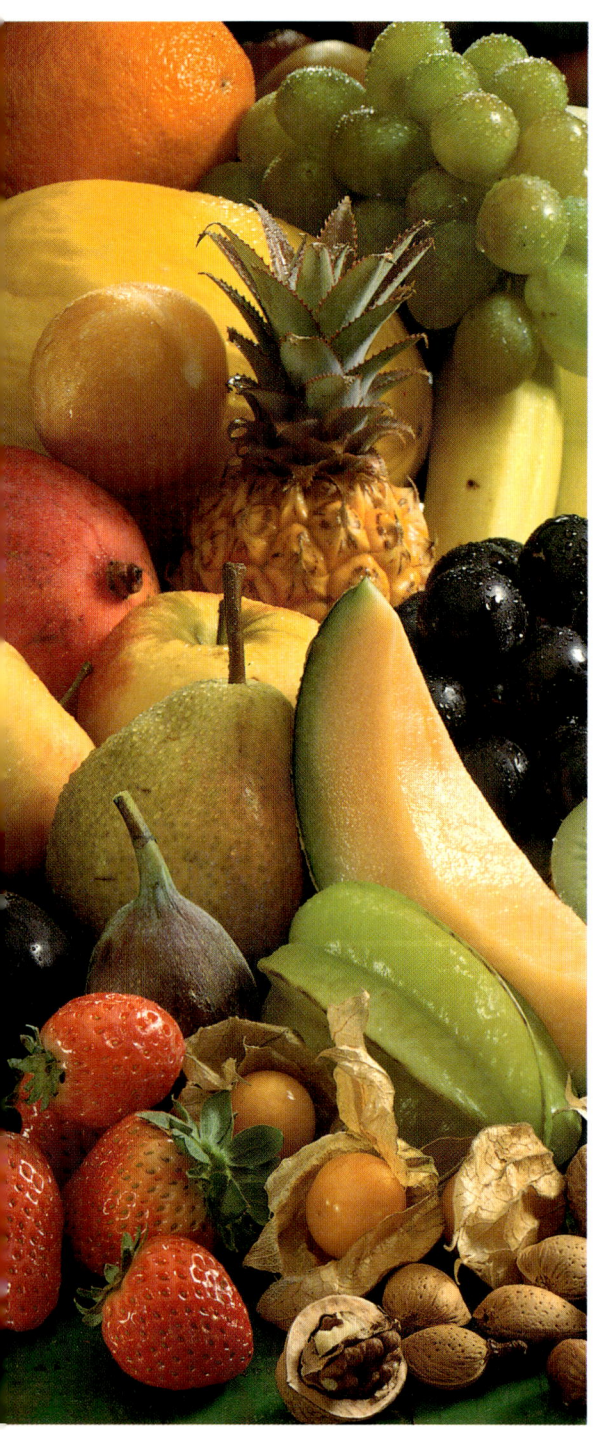

Desserts

Auch ohne den üblichen Haushaltszucker können Sie köstliche Süßspeisen zubereiten. Die natürlichen Süßungsmittel Honig, Ahornsirup, Birnen- und Apfeldicksaft, Zuckerrohrgranulat und süße Trockenfrüchte enthalten außer natürlichem Zucker mehr oder weniger reichlich Mineral-, Duft- und Geschmacksstoffe. Manchmal genügt es sogar, süße und saure Früchte in einem Dessert zu vereinen. Das schnellste Rezept: Lassen Sie reinen Apfel-, Birnen- oder Ananassaft mit Gelatine oder Agar Agar nach Packungsvorschrift gelieren. So bekommen Sie natursüße Götterspeisen, die mit einem Schlagsahnetupfer einfach köstlich schmecken.

Quitten-Kaltschale

■ Ballaststoffreich

1 mittelgroße vollreife Quitte (oder $1/2$ große Frucht, etwa 250 g)
1 EL Zitronensaft
1 Prise gemahlene Vanille (aus dem Reformhaus) · 1 mittelgroße Banane
Süßkirschen zum Garnieren nach Belieben (ersatzweise Sauerkirschen aus dem Glas)

■ Pro Portion etwa: 569 kJ/136 kcal
  2 g E, 0,8 g F, 28 g KH, 9 g Bst
■ Zubereitungszeit: 15 Minuten
■ Kühlzeit: mindestens 1 Stunde

1. Die Quitte schälen, längs vierteln und in dünne Scheiben schneiden. In einem Topf mit $1/8$ l Wasser, dem Zitronensaft und der

Vanille gut 5 Minuten kochen lassen, bis sie beginnt, glasig zu werden.

2. Die Banane schälen, in Scheiben schneiden, in das Quittenkompott rühren und alles in 5 Minuten zugedeckt bei kleiner Hitze fertig garen, bis die Banane fast zerfällt. Den Topf vom Herd nehmen, gut umrühren und zugedeckt mindestens 1 Stunde abkühlen lassen.

3. Die Kirschen waschen, halbieren und entsteinen. Die Kaltschale in zwei Schalen anrichten, mit den Kirschen garnieren.

Mit anderen Obstsorten: *Variante*
1 Apfel und 1 Birne vierteln, schälen, von den Kerngehäusen befreien. In dünne Scheiben schneiden und wie im Rezept für die Quitten beschrieben zubereiten, jedoch nur einmal aufkochen lassen, dann die Bananen hinzufügen.

Einheimische Quitten gibt es *Info*
nur im Oktober und November. Roh sind sie hart und lassen sich kaum schälen und kleinschneiden. Ihr Aroma geben sie erst beim Kochen frei. Reiben Sie mit einem Tuch den auf der Schale sitzenden Flaum gut ab, halbieren Sie die Quitten mit einem scharfen Messer und legen die Hälften mit der Schnittfläche nach unten in einen Topf. Mit Wasser bedeckt 30 Minuten kochen lassen, dann weiterverarbeiten wie im Rezept beschrieben. Wir haben für unser Rezept Quitten aus dem türkischen Lebensmittelgeschäft verwendet. Türkische Quitten gibt es von September bis ins späte Frühjahr. Diese großen, wundervoll duftenden, quittegelben Früchte lassen sich sehr leicht verarbeiten.

Obstsalat

■ Appetitanregend

1 Orange
200 g dunkle Weintrauben
50 g Himbeeren, frisch oder tiefgekühlt und aufgetaut
2 Kiwi
1 EL Ahornsirup nach Belieben

■ Pro Portion etwa: 766 kJ/183 kcal
  3 g E, 1 g F, 37 g KH, 8 g Bst
■ Zubereitungszeit: 10 Minuten

1. Die Orange schälen, vierteln und quer in dünne Scheiben schneiden. Die Trauben gründlich waschen, von den Stielen zupfen, längs halbieren und dabei von den Kernen befreien. Die Früchte in einer Schüssel vorsichtig mischen.

2. Die Himbeeren verlesen, eventuell waschen. Die Kiwi schälen, längs halbieren und quer in dünne Scheiben schneiden. Beides in die Schüssel geben und alles vorsichtig mischen. Nach Gusto mit Ahornsirup süßen und sofort servieren.

Den Obstsalat können Sie *Tip!*
auch vorbereiten: Mischen Sie die Orangenscheiben mit den Weintrauben, damit beides etwas »Saft ziehen« kann, die Himbeeren können Sie dann auch gefroren darüber geben. Die Kiwischeiben mischen Sie erst kurz vor dem Servieren unter den Salat, denn sie verlieren schnell ihre schöne grüne Farbe und ihr Aroma beim Kontakt mit den Säuren der anderen Früchte.

Fruchtjoghurt mit Feigen

- Reich an Calcium

Für die Früchtebasis:
50 g getrocknete Feigen
50 ml Apfelsaft
Für den Fruchtjoghurt:
1 Pfirsich (ersatzweise 1 Nektarine)
1 kleine Prise gemahlene Vanille (aus dem Reformhaus)
500 g Joghurt

- Pro Portion etwa: 1046 kJ/250 kcal
  10 g E, 7 g F, 33 g KH, 4 g Bst
- Zubereitungszeit: 20 Minuten
- Marinierzeit: mindestens 30 Minuten

1. Für die Früchtebasis die Feigen von den Stengelansätzen befreien, waschen und klein würfeln, dann mit dem Apfelsaft in einem kleinen Topf aufkochen lassen. Den Topf vom Herd nehmen und den Inhalt zugedeckt lauwarm abkühlen lassen.

2. Inzwischen den Pfirsich waschen, halbieren, dabei vom Stein befreien, das Fruchtfleisch klein würfeln und mit der Vanille unter die Früchtebasis mischen.

3. Die Mischung in zwei $^1/_2$-l-Schraubgläser oder in Müslischalen füllen. Den Joghurt mit einem Löffel darüber verteilen. Den Fruchtjoghurt im Kühlschrank mindestens 30 Minuten zugedeckt durchziehen lassen.

Mit anderem Obst: Reife Aprikosen, Erdbeeren oder Heidelbeeren verwenden.

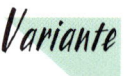 *Variante*

Fruchtjoghurt mit Pflaumen

- Reich an Milchsäure

Für die Früchtebasis:
50 g Trockenpflaumen ohne Stein
50 ml Orangensaft · 1 vollreife Birne
Für den Fruchtjoghurt:
50 g gemischte Beeren (zum Beispiel Himbeeren, Brombeeren, Heidelbeeren und Preißelbeeren, frisch oder tiefgekühlt und aufgetaut)
500 g Joghurt

- Pro Portion etwa: 1109 kJ/265 kcal
  10 g E, 7 g F, 37 g KH, 6 g Bst
- Zubereitungszeit: 20 Minuten
- Marinierzeit: mindestens 30 Minuten

1. Für die Früchtebasis die Pflaumen waschen, klein würfeln und mit dem Saft in einem kleinen Topf aufkochen lassen. Den Topf vom Herd nehmen und den Inhalt zugedeckt lauwarm abkühlen lassen. Inzwischen die Birne vierteln, schälen, vom Kernhaus befreien, das Fruchtfleisch klein würfeln und unter die Pflaumen mischen.

2. Die Früchtebasis in zwei Müslischalen füllen. Frische Beeren waschen und verlesen. Die Beeren über die Früchtebasis verteilen. Den Joghurt mit einem Löffel darüber verteilen. Den Fruchtjoghurt im Kühlschrank mindestens 30 Minuten zugedeckt durchziehen lassen.

Mit anderem Obst: Statt Beeren schmecken auch Süßkirschen, Orangen oder Mandarinen.

Variante

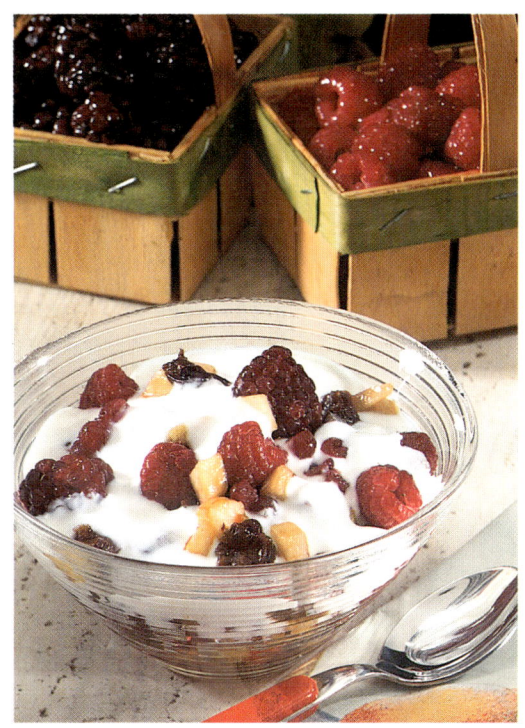

Nuß-Fruchtjoghurt

■ Reich an Milchsäure

Für die Früchtebasis:
1 vollreife Banane
2 TL Zitronensaft
4 EL gemahlene Haselnüsse
1 TL Honig
1 Prise Zimt
2 EL Mineralwasser
Für den Fruchtjoghurt:
2 Kiwi
500 g Joghurt

■ Pro Portion etwa: 1318 kJ/315 kcal
11 g E, 14 g F, 37 g KH, 5 g Bst
■ Zubereitungszeit: 15 Minuten
■ Marinierzeit: mindestens 30 Minuten

1. Für die Früchtebasis die Banane schälen und das Fruchtfleisch in einem tiefen Teller mit einer Gabel zusammen mit dem Zitronensaft, den Nüssen, dem Honig und dem Zimtpulver fein zerdrücken, dabei zum Schluß das Mineralwasser hinzufügen.

2. Die Früchtebasis in zwei Müslischalen füllen. Die Kiwi schälen und das Fruchtfleisch klein würfeln. Die Kiwiwürfel über die Fruchtmasse verteilen. Den Joghurt mit einem Löffel darüber verteilen. Den Fruchtjoghurt im Kühlschrank mindestens 30 Minuten durchziehen lassen.

Mit anderem Obst: Zur Nuß-basis passen statt Kiwi auch 50 g Himbeeren, Brombeeren oder Heidelbeeren, aber auch Ananas.

Variante

Lieben Sie Fruchtjoghurt? Dann sollten Sie die kleine Mühe nicht scheuen, ihn ohne Zuckerzusatz selbst herzustellen. Die Basismischungen aus Trockenfrüchten (die Nußbasis immer frisch zubereiten, hier können Sie auch Haselnußmus aus dem Glas nehmen) können Sie für eine Woche im voraus zubereiten und gut verschlossen im Kühlschrank aufbewahren. Sollte Ihnen die Süße der Früchte nicht ganz reichen, geben Sie ganz wenig natürliches Süßungsmittel Ihrer Wahl, zum Beispiel Honig, Ahornsirup oder Birnendicksaft in die Basisfrüchte. Sie können den fertig zubereiteten Fruchtjoghurt zugedeckt im Kühlschrank 1–2 Tage aufbewahren. Mischen Sie den Joghurt erst beim Essen. Dann können Sie auch Ihre Lieblingsflocken, zum Beispiel Haferflocken oder eine ungesüßte Müslimischung daruntermischen.

Info

Grießcreme mit Früchten

■ Mineralstoffreich

2 EL Sultaninen
50 g gemischte entsteinte Trockenfrüchte (zum Beispiel Aprikosen, Pflaumen, Birnen)
200 ml Milch
3 EL Vollkorngrieß
1 EL Butter
Saft von 1 Orange

■ Pro Portion etwa: 996 kJ/238 kcal
  6 g E, 8 g F, 34 g KH, 4 g Bst
■ Zubereitungszeit: 10 Minuten
■ Kühlzeit: 1 Stunde

1. Die Sultaninen und die Trockenfrüchte getrennt waschen und kleinschneiden. Die Milch mit den Sultaninen und dem Grieß in einem kleinen Topf glattrühren, unter Rühren aufkochen und etwa 1 Minute kochen lassen. Dann vom Herd nehmen, sofort die Trockenfrüchte und die Butter darunterrühren.

2. Die Creme zugedeckt 30 Minuten quellen und abkühlen lassen, dann den Orangensaft gut darunterrühren. Die Creme in zwei Portionsschälchen füllen und abkühlen lassen.

Variante

Ohne Milch: Sie können statt Milch Grapefruitsaft (oder halb Wasser und halb Grapefruitsaft) mit den Sultaninen und dem Grieß kochen lassen. Als Trockenfrüchte nur Datteln entsteinen und würfeln. Butter durch 2 Teelöffel Mandelmus ersetzen.

Feigen-Schokoladenpudding

■ Aufbaukost

50 g Trockenfeigen
abgeriebene Schale von $1/4$ unbehandelten Orange
1 Prise gemahlene Vanille (aus dem Reformhaus)
1 TL Rübensirup
2 EL Buchweizenmehl
2 EL Kakaopulver
100 g Sahne

■ Pro Portion etwa: 1080 kJ/258 kcal, 3 g E,
  16 g F, 26 g KH, 3 g Bst
■ Zubereitungszeit: 15 Minuten
■ Kühlzeit: mindestens 2 Stunden

1. Die Feigen von den Stengelansätzen befreien, klein würfeln und mit der Orangenschale, der Vanille, dem Rübensirup und 150 ml Wasser in einem kleinen Topf aufkochen lassen. Inzwischen das Buchweizenmehl mit dem Kakao mischen und mit der Sahne glattrühren. Die Buchweizensahne in die kochende Flüssigkeit mit dem Schneebesen einrühren, alles unter Rühren 1 Minute kochen lassen.

2. Dann den Topf vom Herd nehmen, den Pudding in mindestens 2 Stunden vollständig auskühlen lassen, dann nochmals umrühren und in zwei Dessertschalen verteilen.

Variante

Ohne Sahne: Mehl mit 100 ml Wasser glattrühren. Dann unter den fertigen Pudding 1 Eßlöffel Haselnußmus ziehen.

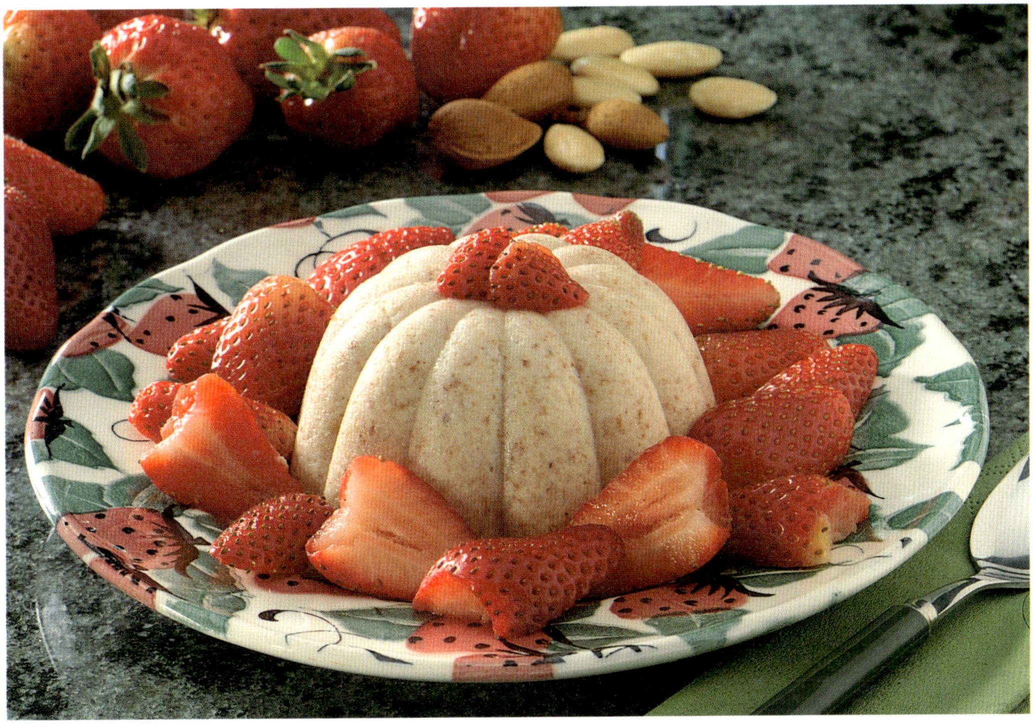

Mandelflammerie mit Erdbeeren

- Vitaminreich

50 g geschälte, feingemahlene Mandeln
30 g Vollkorngrieß
abgeriebene Schale von $^1/_4$ unbehandelten Zitrone
1 EL Honig
50 g Sahne
1–2 TL Zuckerrohrgranulat nach Belieben
200 g Erdbeeren

- Pro Portion etwa: 1552 kJ/371 kcal
  8 g E, 22 g F, 35 g KH, 6 g Bst
- Zubereitungszeit: 15 Minuten
- Kühlzeit: 2–3 Stunden

1. Zwei Förmchen kalt ausspülen. Die Mandeln mit dem Grieß, der Zitronenschale, dem Honig und 200 ml Wasser in einem kleinen Topf glattrühren, unter Rühren aufkochen und 1 Minute kochen lassen, dann vom Herd nehmen. Die Sahne unter die Masse rühren. Eventuell mit Zuckerrohrgranulat süßen. In Förmchen füllen und im Kühlschrank fest werden lassen.

2. Die Erdbeeren waschen und putzen. Förmchen aus dem Kühlschrank nehmen, mit einem Messer am Innenrand entlangfahren, Flammerie auf Teller stürzen und mit den Früchten garnieren.

Ohne Milch: Statt Sahne können Sie auch 1 Eßlöffel Mandelmus unter die Masse rühren.

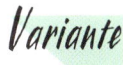

Variante

Reiscreme

- Sehr bekömmlich

200 ml Apfelsaft
3 EL feingemahlener Naturreis (ersatzweise
5 EL Reisflocken)
1 Prise gemahlene Vanille (aus dem
Reformhaus)
1–2 TL Zuckerrohrgranulat nach Belieben
100 g Sahne

- Pro Portion etwa: 1063 kJ/245 kcal
  2 g E, 15 g F, 24 g KH, 0,3 g Bst
- Zubereitungszeit: 10 Minuten
- Kühlzeit: 1 Stunde

1. Den Apfelsaft mit dem Reismehl und der
Vanille in einem kleinen Topf mit dem
Schneebesen glattrühren, unter Rühren auf-
kochen und knapp 1 Minute kochen lassen
(bei der Verwendung von Flocken 3 Minuten).
Den Topf vom Herd nehmen, Reiscreme nach
Belieben mit Zuckerrohrgranulat süßen, zuge-
deckt lauwarm abkühlen lassen.

2. Die Sahne steif schlagen und unter die
abgekühlte Reiscreme ziehen. Bis zum Servieren kühl stellen.

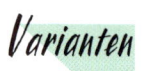

Mit Ingwer: Verwenden Sie
statt Vanille etwa 2 Teelöffel
feingeriebenen frischen Ingwer
oder 1 Prise Ingwerpulver.

Ohne Sahne: Statt Apfelsaft 1 großen Apfel
vierteln, schälen, ohne Kernhaus klein würfeln, mit gut $1/8$ l Wasser, dem Reismehl und
der Vanille mischen. Alles 2 Minuten kochen
lassen, bis die Apfelwürfel zerfallen, dann
1 Eßlöffel Mandelmus unterrühren.

Buttermilchkaltschale

- Reich an Milchsäure

2 EL Sultaninen, Rosinen oder Korinthen
500 g Buttermilch
2–3 TL Zitronensaft · 1 Prise Zimt
1–2 TL Ahornsirup oder Zuckerrohrgranulat
nach Belieben
Saft von 1 Orange, frisch gepreßt nach
Belieben
1–2 Stück Knäckebrot nach Belieben

- Pro Portion etwa: 862 kJ/206 kcal
  9 g E, 2 g F, 35 g KH, 2 g Bst
- Zubereitungszeit: 5 Minuten
- Marinierzeit: mindestens 30 Minuten

1. Die Sultaninen, Rosinen oder Korinthen
waschen und kleinhacken. In einer Schüssel
1 Eßlöffel von der Buttermilch mit dem
Zitronensaft und dem Zimtpulver mit dem
Schneebesen glattrühren. Die restliche
Buttermilch mit dem Schneebesen daruntermischen, die gehackten Trockenfrüchte
hinzufügen. Mindestens 30 Minuten zugedeckt stehenlassen.

2. Die Kaltschale gut umrühren und eventuell mit Ahornsirup oder Zuckerrohrgranulat
süßen. Nach Belieben den Orangensaft daruntermischen.

3. Buttermilchkaltschale in zwei Portionsschüsseln oder in tiefe Teller füllen und nach
Gusto das Brot zwischen den Fingern darüber bröseln.

Mit Joghurt: Für eine *Variante*
Joghurtkaltschale verwenden
Sie statt Buttermilch 500 g Joghurt.

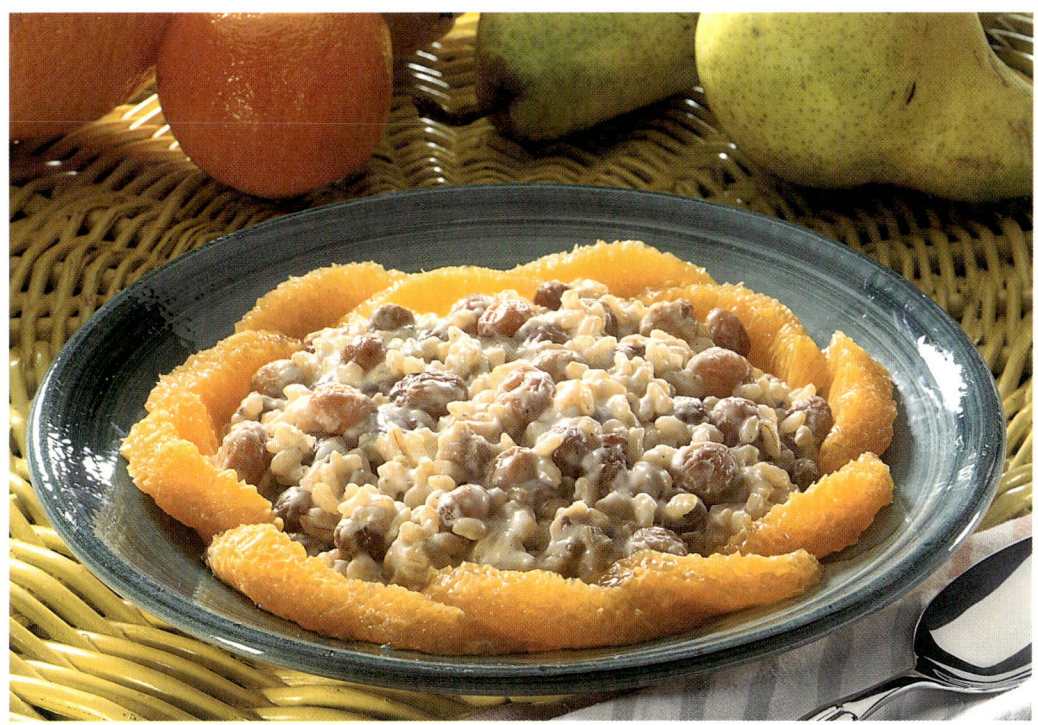

Vanille-Rosinenreis

■ Entlastend

50 g Rundkorn-Naturreis · 50 g Sultaninen
1 Prise gemahlene Vanille (aus dem
Reformhaus)
50 g Mascarpone
2 Mandarinen oder 1 Orange zum Garnieren

■ Pro Portion etwa: 1293 kJ/309 kcal
  6 g E, 9 g F, 50 g KH, 4 g Bst
■ Zubereitungszeit: 1 Stunde
■ Kühlzeit: 1 Stunde

1. Den Reis und die Sultaninen in einem
Sieb waschen, dann mit 200 ml Wasser und
der Vanille in einem kleinen Topf 30 Minuten zugedeckt köcheln lassen. Ohne Deckel
weiterkochen lassen, bis die Flüssigkeit auf
dem Topfboden noch etwa 1 cm hoch steht,
dabei gelegentlich umrühren.

2. Den Reis vom Herd nehmen und den
Mascarpone darunterrühren, zugedeckt abkühlen lassen. In zwei Dessertteller füllen.
Die Mandarinen oder die Orange schälen
und in Spalten teilen. Den Rosinenreis mit
den Früchten garnieren.

Schokoladenreis: Zusammen *Variante*
mit dem Reis 1 Eßlöffel Kakaopulver, etwa 4 cm Zimtstange und
1 Streifen dünn abgeschälte Schale von
einer unbehandelten Orange in den Topf geben. Nach dem Abkühlen die Zimtstange und
die Orangenschale entfernen. Reis eventuell
mit 1–2 Teelöffeln Honig süßen.

Hafernüsse

■ Mineralstoffreich

Zutaten für 1 Backblech:
100 g Weizenvollkornmehl
100 g Vollkornhaferflocken
1 TL Backpulver
1 Prise gemahlene Vanille (aus dem
Reformhaus)
1 Prise Zimt · 60 g Honig
100 g Butter
Fett für das Backblech
20 g Vollkornhaferflocken für die
Arbeitsfläche

■ Bei 30 Stück pro Stück etwa: 238 kJ/57 kcal
    0,9 g E, 3 g F, 6 g KH, 0,6 g Bst
■ Zubereitungszeit: 30 Minuten
■ Backzeit: 20 Minuten

1. Das Mehl mit den Haferflocken, dem Backpulver, der Vanille und dem Zimt mischen und auf eine Arbeitsfläche häufen. Eine Mulde hineindrücken, den Honig hineingeben. Die Butter in Stücke schneiden und auf der Mischung verteilen. Alles schnell zu einem glatten Teig kneten, zu einer Kugel formen und zugedeckt 15 Minuten im Kühlschrank ruhen lassen.

2. Den Backofen auf 180° vorheizen. Das Blech fetten. Die Haferflocken auf eine Arbeitsfläche geben. Aus dem Teig mit nassen Händen etwa 30 Kugeln formen, in den Haferflocken wälzen, dann auf dem Blech verteilen und im Backofen (Mitte, Umluft 160°) in 20 Minuten goldbraun backen.

3. Die Hafernüsse herausnehmen und auf einem Kuchengitter auskühlen lassen.

Butterkekse

■ Sehr bekömmlich

Zutaten für 1 Backblech:
200 g Weizenvollkornmehl
1 EL Vollsojamehl · 2 TL Backpulver
1 Prise gemahlene Vanille (aus dem
Reformhaus)
50 g Honig · 1 Ei
100 g Butter
Fett oder Backpapier für das Blech
Weizenvollkornmehl für die Arbeitsfläche
1 EL flüssige Butter zum Bestreichen
1–2 TL Bourbon-Vanillezucker
oder Zuckerrohrgranulat mit 1 Prise Zimt
gemischt

■ Bei 40 Stück pro Stück etwa: 188 kJ/45 kcal
    0,9 g E, 3 g F, 4 g KH, 0,6 g Bst
■ Zubereitungszeit: 1 Stunde
■ Backzeit: 15–20 Minuten

1. Das Mehl mit dem Sojamehl, dem Backpulver und der Vanille mischen und auf eine Arbeitsfläche häufen, in die Mitte eine Mulde drücken. Den Honig und das Ei hineingeben. Die Butter in Flöckchen auf dem Mehlrand verteilen und alles schnell zu einem glatten Teig kneten.

2. Den Teig zu einer Kugel formen und zugedeckt im Kühlschrank 30 Minuten ruhen lassen.

3. Das Blech fetten oder mit Backpapier auslegen. Den Backofen auf 180° vorheizen. Den Teig nochmals gut durchkneten, dann zu vier gleich großen Kugeln formen und jede auf Mehl zu einem Kreis von gut 15 cm Durchmesser ausrollen. Runde Kekse von

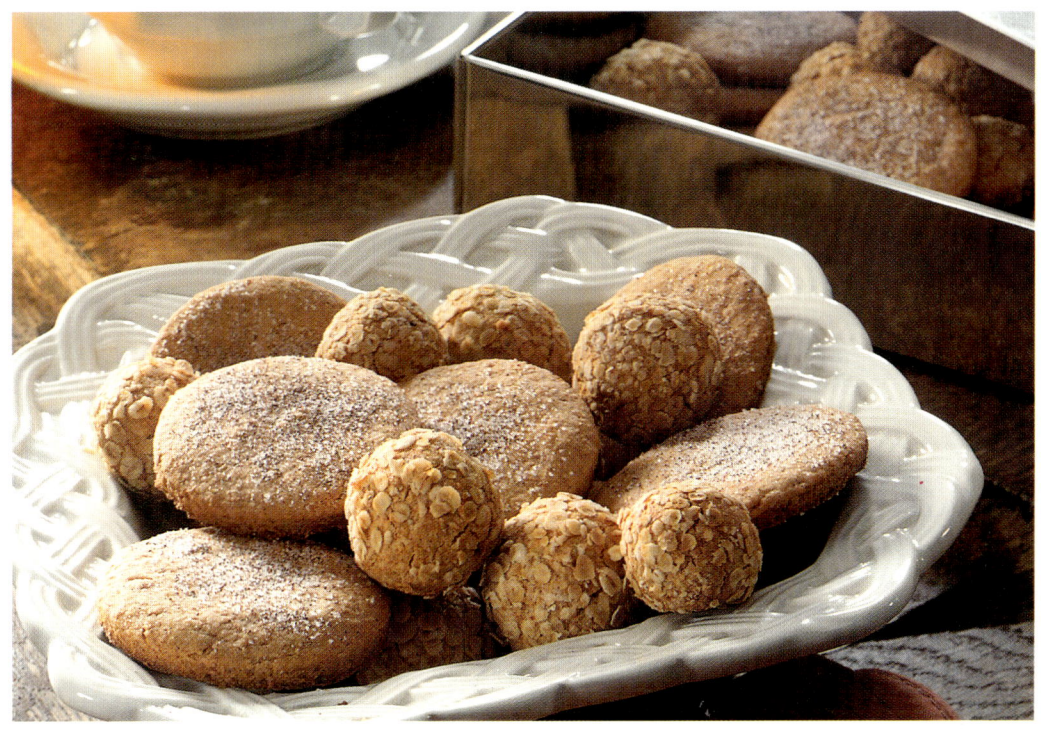

etwa 6 cm Durchmesser ausstechen, auf dem Blech verteilen und im Backofen (Mitte, Umluft 160°) in 15–20 Minuten goldbraun backen.

4. Die Kekse aus dem Ofen nehmen und noch warm partieweise mit einem Pinsel zuerst dünn mit Butter bestreichen und danach sofort mit Vanillezucker oder Zimtzucker bestreuen.

Info

Die Hafernüsse, die Butterkekse und die Short bread fingers bleiben in einer gut verschlossenen Blechdose etwa eine Woche frisch. Die gefüllten Kekse am besten im Kühlschrank aufbewahren, ebenfalls in einer geschlossenen Box. So halten sie sich ungefähr eine Woche.

Varianten

Gefüllt: 50 g Sahne mit 1 Eßlöffel Honig und 2 Teelöffeln Kakao aufkochen lassen, vom Herd nehmen, 1 Eßlöffel Butter darunterrühren. 1 Eßlöffel Sojamehl mit 20 g Schmelzflocken mischen und nach und nach mit der Mischung im Topf glattrühren. Die Hälfte der Kekse mit der Schokoladenmasse bestreichen, die anderen Kekse daraufsetzen.

Ohne Ei (Short bread fingers): Den Teig ohne Ei zubereiten. Daraus zwei Rechtecke von je etwa 15 x 20 cm ausrollen. Auf das Blech legen, in 30 Minuten goldbraun backen. Herausnehmen, noch heiß mit der Butter bestreichen und mit Vanillezucker oder Zimtzucker bestreuen. Sofort in Rechtecke von etwa 3 x 5 cm Größe schneiden.

Früchte-Kuchen

- Ballaststoffreich

Zutaten für 1 Kastenform von 24 cm Länge:
50 g Sultaninen
50 g getrocknete Feigen
50 g getrocknete Aprikosen ohne Stein
50 g Trockenpflaumen ohne Stein
100 g weiche Butter
50 g Honig
100 g Dinkel- oder Weizenvollkornmehl
2 TL Backpulver
2 TL Bourbon-Vanillezucker
abgeriebene Schale von $1/2$ unbehandelten Zitrone nach Belieben
2 Eier
25 g gehackte Mandeln
Fett für die Form

- Bei 12 Stück pro Stück etwa: 749 kJ/179 kcal
  3 g E, 10 g F, 20 g KH, 3 g Bst
- Zubereitungszeit: 20 Minuten
- Backzeit: 30 Minuten

1. Die Sultaninen und die Trockenfrüchte waschen und gut abtropfen lassen. Die Form fetten.

2. Die Butter mit dem Honig schaumig rühren. Das Mehl mit dem Backpulver, der Vanille und nach Belieben der Zitronenschale mischen und abwechselnd mit den Eiern nach und nach hinzufügen, dabei den Teig cremig rühren.

3. Die Feigen von den Stengelansätzen befreien und klein würfeln. Die Aprikosen und die Trockenpflaumen ebenfalls klein würfeln. Die Sultaninen und die Früchtewürfel mit den Mandeln gut unter den Teig mischen.

4. Den Teig in der Form glattstreichen und im Backofen (Mitte, Umluft 170°) bei 190° in etwa 30 Minuten goldbraun backen. Garprobe mit einem Hölzchen oder einer Stricknadel machen. In die Mitte vom Kuchen tief einstechen, herausziehen. Wenn kein Teig am Hölzchen haftet, ist der Kuchen gar.

5. Den Kuchen aus dem Backofen nehmen und in der Form lauwarm abkühlen lassen. Danach aus der Form nehmen.

Varianten

Mit Rosinen: Statt Feigen, Trockenpflaumen und -aprikosen schmecken auch 50 g Korinthen, die Sie zusammen mit den Sultaninen waschen und abtropfen lassen.

Als Nußkuchen: Alle Trockenfrüchte und die Mandeln weglassen. Zu Butter und Honig noch 50 g Zuckerrohrgranulat hinzufügen. Statt 100 g Mehl 50 g gemahlene Haselnüsse mit 50 g Mehl und 2 Teelöffeln Kakaopulver mischen. Die Zitronenschale durch 1 Prise Zimtpulver ersetzen.

Info

Der Kuchen ist als Gebäck auf Vorrat geeignet. Er kann in einem gut schließenden Behälter oder in Folie gewickelt im Kühlschrank bis zu einer Woche aufbewahrt werden. Kuchenteige wie dieser mit relativ wenig Süße und Eiern sollten Sie unbedingt genau nach Rezept zubereiten: Also mit zimmerwarmen Zutaten zuerst die Grundmasse aus Butter und Honig gut cremig rühren und dann die Eier und das Mehl nach und nach mit dem Teig verrühren.

Bananen-Joghurt-Torte

■ Reich an Magnesium und Calcium

Zutaten für 1 Springform von 20 cm ⌀:
Für den Teig:
80 g weiche Butter
1 EL Honig
1 Prise Zimt · 1 Prise Salz
1 vollreife Banane (etwa 150 g)
80 g Weizenvollkornmehl
1 TL Backpulver
Für den Belag:
4 Blatt farblose Gelatine
400 g vollreife Bananen
250 g Joghurt
100 g Mascarpone
50 g Honig
1 EL Zitronensaft
Fett und Vollkorngrieß für die Form

■ Bei 8 Stück pro Stück etwa: 1092 kJ/261 kcal
   5 g E, 13 g F, 29 g KH, 2 g Bst
■ Zubereitungszeit: 45 Minuten
■ Kühlzeit: mindestens 3 Stunden

1. Die Form fetten und mit Grieß ausstreuen. Für den Teig die Butter mit dem Honig, dem Zimtpulver und dem Salz schaumig rühren. Die Banane schälen, in dünne Scheiben schneiden. Das Mehl mit dem Backpulver mischen. Die Bananenscheiben mit der Buttermischung glattrühren, dabei nach und nach die Mehlmischung hinzufügen und alles cremig rühren.

2. Den Teig mit nassen Fingern in der Form glattstreichen und in den kalten Backofen (unten) schieben. Auf 180° (Umluft 160°) einstellen und den Kuchen in 20 Minuten goldbraun backen.

3. Herausnehmen und in der Form abkühlen lassen. Den Springformrand lösen, den Kuchen mit einer Palette vom Formboden nehmen und auf eine Servierplatte legen, dann mit einem Tortenring fest umschließen (ersatzweise wieder auf den Springformboden legen und den Springformrand darum schließen).

4. Für die Füllung die Gelatine mit kaltem Wasser bedeckt etwa 10 Minuten quellen lassen. Inzwischen die Bananen schälen, in Scheiben schneiden oder in Stücke brechen und zusammen mit dem Joghurt mit einem Mixstab fein pürieren. Den Mascarpone in einem kleinen Topf mit dem Honig und dem Zitronensaft bei kleinster Hitze unter Rühren erwärmen, bis die Zutaten flüssig geworden sind (auf keinen Fall kochen lassen), dann den Topf vom Herd nehmen. Die Gelatine aus dem Wasser nehmen, etwas ausdrücken und in der warmen Masse unter Rühren auflösen. Das Bananenpüree und die warme Masse gut miteinander vermischen und auf den Tortenboden in den Tortenring gießen. Im Kühlschrank in mindestens 3 Stunden fest werden lassen.

Schoko-Bananenkuchen: Die doppelte Menge Teig in einer runden Kuchenform von 24 cm Durchmesser in 20–25 Minuten goldbraun backen, dann herausnehmen. 1 Banane von etwa 150 g schälen, in dünne Scheiben schneiden, in einem kleinen Topf mit 20 g Honig, 20 g Butter und 2 Teelöffeln Kakao unter ständigem Rühren 2–3 Minuten kochen lassen, bis die Masse dickflüssig ist, dann auf dem fertiggebackenen noch warmen Kuchen glattstreichen und auskühlen lassen.

Variante

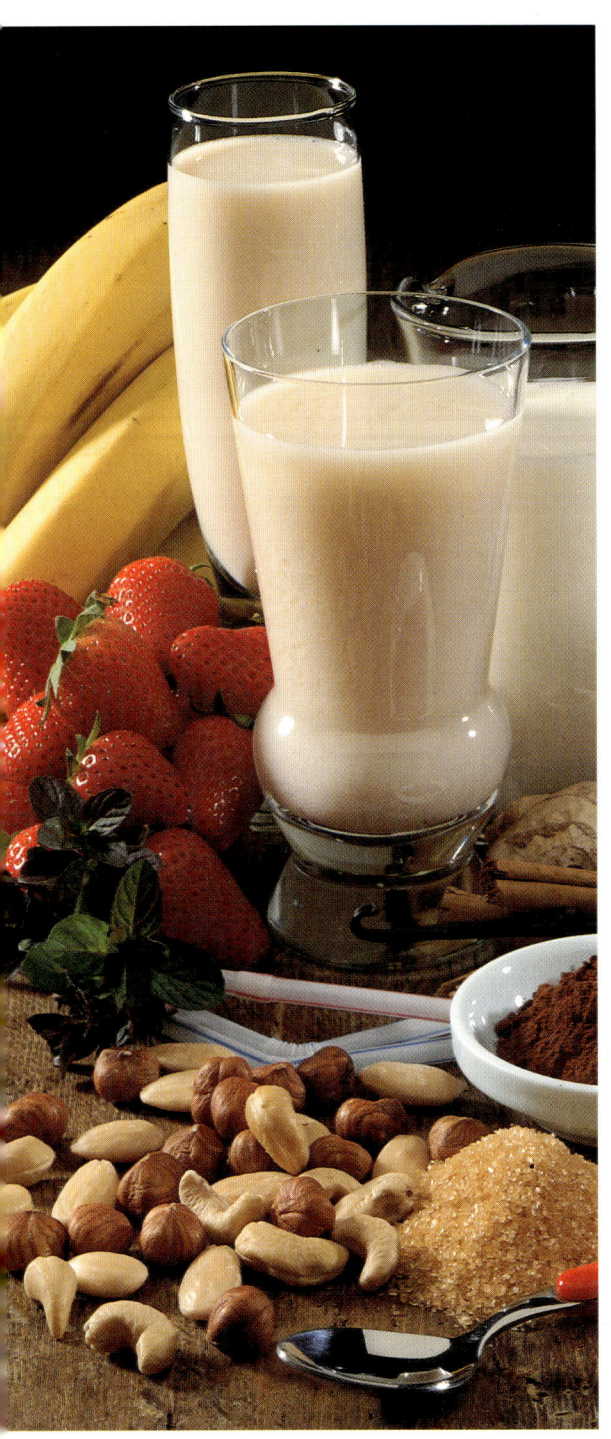

Getränke

Säfte enthalten in flüssiger, leicht verdaulicher Form fast alle wertvollen Inhaltsstoffe der Gemüse und Früchte, sind Vitamincocktails und Appetizer, wenn feste Nahrung nicht aufgenommen werden kann oder zusätzlich Aufbaukost benötigt wird.

Säfte sehen so gut aus, wie sie schmecken, wenn Sie die »richtigen« Mischungen zusammenmixen und in schönen Gläsern mit Garnierungen servieren.

Zum Süßen brauchen Sie keinen Zucker. Meist genügt das Mischen mit süßen Früchten wie Bananen, Birnen oder Ananas oder das Mischen mit etwas fertigem Birnen-, Trauben-, Apfel- oder Ananassaft. Die meisten Dicksäfte eignen sich weniger zum Süßen, weil ihre dunkle Farbe stört. Etwas Honig oder Ahornsirup sind gut geeignet, besonders wenn Sie die Säfte mit Tee oder Wasser, Gersten- oder Haferschleim verdünnen und dadurch die Fruchtsäuren etwas mildern möchten.

Wenn Sie manchen Frischsäften Nuß- oder Mandelmus oder Avocadofruchtfleisch hinzufügen, bekommen Sie Getränke mit tollem Aroma und mund- und magenfreundlicher Konsistenz. Die geringen Fettmengen in diesen Zusätzen machen manche Vitamine erst optimal nutzbar.

Mandelmilchvarianten

■ Reich an Magnesium

Für das Grundrezept:
1 EL Mandelmus
Für die Varianten:
1 Banane
2 TL Kakao
50 g Erdbeeren
1–2 TL Zuckerrohrgranulat oder Ahornsirup

■ Pro Glas etwa: 412 kJ/99 kcal
   2 g E, 6 g F, 8 g KH, 1 g Bst
■ Zubereitungszeit: 5 Minuten

1. 300 ml Wasser aufkochen und gut handwarm (40–50°) abkühlen lassen. Das Mandelmus in ein hohes Mixgefäß geben, etwa ein Drittel vom Wasser dazugießen und alles mit dem Pürierstab fein mixen, dabei das restliche Wasser nach und nach dazugießen. Oder das Mandelmus mit dem warmen Wasser im Mixer zu »Milch« mixen.

2. Für Bananen-Mandelmilch die Banane schälen, in Stücke brechen und mit dem Mandelmus und dem Wasser mit dem Pürierstab im Mixer fein pürieren.

3. Für Schokoladen-Mandelmilch das Kakaopulver mit dem Zuckerrohrgranulat mischen, das Wasser heiß dazugießen, glattrühren und handwarm abkühlen lassen. Dann alles zusammen mit dem Mandelmus mit dem Pürierstab oder im Mixer fein mixen.

4. Für Erdbeer-Mandelmilch zuerst die Mandelmilch nach dem Grundrezept zubereiten. Die Beeren waschen, putzen, grob zerkleinern, in einem hohen Mixgefäß oder im Mixer mit dem Zuckerrohrgranulat oder dem Ahornsirup mischen, die Mandelmilch dazugießen und alles fein pürieren.

Mit Sesam: Statt Mandelmus *Variante* können Sie auch Sesammus (Tahin) verwenden, dabei 2–3 Teelöffel Honig oder Zuckerrohrgranulat hinzufügen. Die Sesammilch schmeckt mit 1 Prise gemahlener Vanille oder Zimt oder als Bananen- oder Schokoladenmilch, wie im Rezept für Mandelmilch beschrieben.

Tip! Ungesüßtes Mandel-, Cashewnuß- und Haselnußmus bekommen Sie in Reformhäusern und Naturkostläden. Sesammus (Tahin) auch im türkischen Feinkostgeschäft. Das Mus eventuell vor dem Entnehmen kleiner Mengen im Glas gut umrühren, weil das Öl von Nüssen oder Samen sich bei längerer Lagerung oben absetzt.

Info Die verschiedenen pflanzlichen »Milchsorten« sind ein köstlicher Kuhmilchersatz, wenn Sie gegen Milchbestandteile allergisch sein sollten. Sie können sie wie Kuhmilch verwenden. Mandel- und Sesammilch können Sie ganz leicht selbst anrühren. Sojamilch und Reismilch gibt es als Fertigprodukte in Reformhäusern und Naturkostläden. Sojamilch selbst herzustellen ist relativ kompliziert. Reismilch (siehe Seite 150) können Sie jedoch leicht selbst machen, sie eignet sich wie Mandelmilch gut zum Mixen mit Früchten.

Reismilch

■ Besonders magenfreundlich

20 g feingemahlener Naturreis
1 TL neutrales Öl · 1 kleine Prise Salz

■ Pro Glas etwa: 256 kJ/61 kcal
   0,7 g E, 3 g F, 8 g KH, 0,2 g Bst
■ Zubereitungszeit: 15 Minuten

1. Das Reismehl unter Rühren in ¹/₂ l kaltes Wasser einrühren, 5 Minuten köcheln lassen. Zugedeckt 5 Minuten stehen lassen.

2. Die Reismasse mit dem Öl und dem Salz im Mixer sehr fein mixen. Im Kühlschrank können Sie die Reismilch bis zu 2 Tagen aufbewahren.

Ingwerkakao

■ Reich an Calcium

2 TL Kakaopulver · 2 TL Honig
1–2 TL frischer feingeriebener Ingwer
300 ml Milch · 1 Prise Zimt nach Belieben

■ Pro Tasse etwa: 615 kJ/147 kcal
   6 g E, 7 g F, 16 g KH, 2 g Bst
■ Zubereitungszeit: 10 Minuten

1. Das Kakaopulver mit dem Honig, dem Ingwer und der Milch in einem kleinen Topf unter Rühren mit dem Schneebesen erhitzen, bis die Masse fast kocht.

2. Vom Herd nehmen, nach Geschmack mit Zimt und mit Honig würzen. Durch ein nicht zu feines Sieb in zwei Tassen gießen.

Orange-Bananen-Drink

■ Reich an Vitamin C und Magnesium

1 kleine vollreife Banane
¹/₂ TL Haselnußmus
150 ml Orangensaft (Saft von 2 Orangen, am besten von Saftorangen)

■ Pro Glas etwa: 447 kJ/107 kcal
   2 g E, 2 g F, 20 g KH, 2 g Bst
■ Zubereitungszeit: 5 Minuten

1. Die Banane schälen, in Stücke brechen und in ein hohes Mixgefäß füllen.

2. Das Nußmus und den Orangensaft dazugeben. Alles mit dem Pürierstab fein mixen.

Varianten

Mit Grapefruit: 1 mittelgroße Banane von etwa 150 g verwenden. Statt Orangensaft den Saft von 1 großer Grapefruit (etwa 150 ml Saft) nehmen. Dazu paßt auch Cashewnußmus.

Aprikosen- oder Pfirsichcocktail: 2 Aprikosen oder 1 Pfirsich waschen oder dünn schälen, vierteln und dabei von den Steinen (vom Stein) befreien. Das Fruchtfleisch mit ¹/₂ Teelöffel Mandelmus und 1 kleinen Prise gemahlener Vanille in ein hohes Mixgefäß geben. Das Fruchtfleisch von ¹/₂ vollreifen Banane hinzufügen und 150 ml Orangensaft dazugießen. Alles fein mixen.

Möhren-Avocado-Cocktail: 1 Möhre von etwa 100 g schälen, waschen, putzen, würfeln und in 100 ml Wasser zugedeckt bei kleiner Hitze in knapp 10 Minuten weich ko-

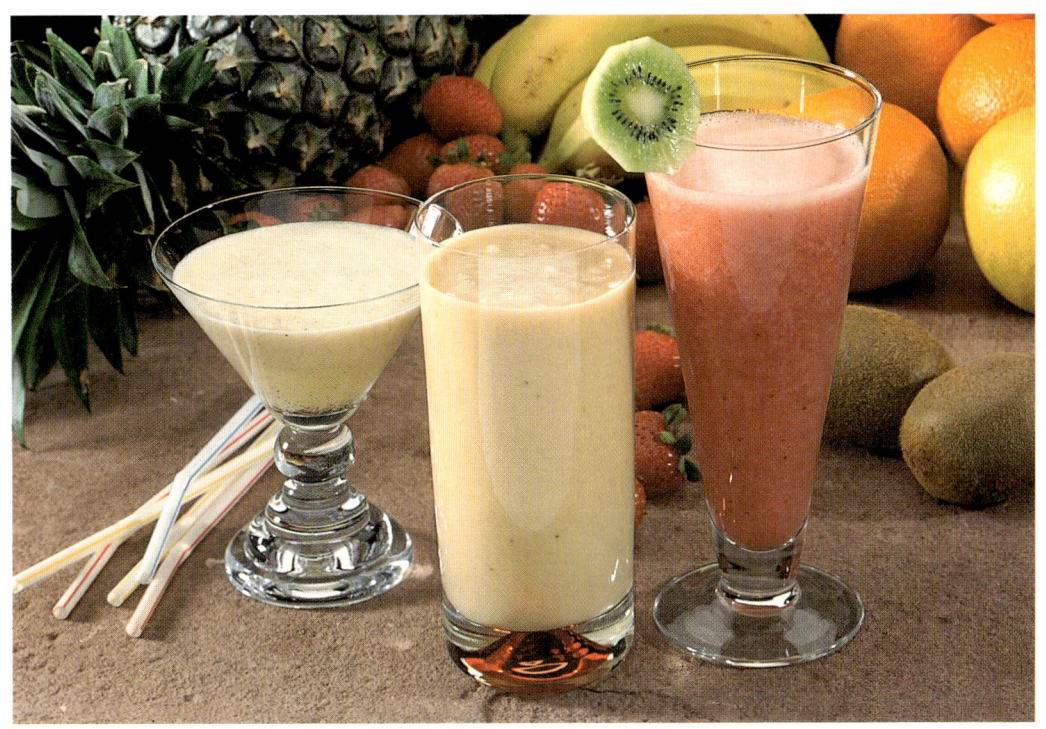

chen lassen. Das Fruchtfleisch von $^1/_4$ vollreifen Avocado und von $^1/_2$ vollreifen Banane grob zerkleinern und in ein hohes Mixgefäß füllen. Etwa 150 ml Orangensaft dazugießen. Die Möhrenwürfel mit der Kochflüssigkeit hinzufügen und alles fein mixen.

Flüssige Erdbeeren: 100 g frische Erdbeeren putzen und waschen oder tiefgekühlte auftauen lassen, in ein Mixgefäß geben. Etwa 150 ml Orangensaft und 100 ml Wasser dazugießen. Alles fein mixen und mit 2–3 Teelöffeln Ahornsirup süßen. 1 oder 2 Kiwischeiben auf den Glasrand stecken.

Grapefruit-Ananas-Cocktail: 100 g frisches Ananasfruchtfleisch grob würfeln und mit $^1/_2$ Teelöffel Mandelmus und nach Geschmack 1 kleinen Prise gemahlener Vanille

in ein hohes Mixgefäß geben. Den Saft von 1 großen Grapefruit (etwa 150 ml) und etwa 100 ml Wasser dazugießen und alles fein mixen.

Alle diese Saftmischungen können Sie nach Belieben auch mit jeweils 100–150 ml schwarzem Tee, Gersten- oder Haferschleim (siehe Seiten 42 und 44) mischen. So verdünnt sollten Sie die Getränke dann mit etwas Trauben-, Birnen- oder Ananassaft oder mit wenig Honig oder Ahornsirup nachsüßen. Frisch gepreßte Gemüsesäfte aus Weißkohl, Möhren oder Rettich werden ebenfalls bekömmlicher und nahrhafter, wenn sie mit Gersten- oder Haferschleim, ein wenig Nußmus oder auch Avocadofruchtfleisch gemixt werden.

Tip!

Sachregister

Rezeptregister

Becker, U./Männle,T./Leitzmann, C: Vollwerternährung zum Überlegen, UGB Verlag Gießen 1996

Deutsche Gesellschaft für Ernährung e.V.: Essen und Trinken für Krebskranke; Infothek: Diätetik, Frankfurt/Main, 3. Auflage 1993 (zu beziehen über: DGE, Feldbergstr. 28, 60323 Frankfurt/Main)

Deutsche Krebshilfe e.V.: Ernährung bei Krebs – Ein Ratgeber nicht nur für Betroffene, Bonn, 3. Auflage 1993 (zu beziehen über die Deutsche Krebshilfe e.V., Adresse siehe Seite 159)

Deutsche Krebshilfe e.V.: Wertvoll – Krebsprävention durch gesunde Ernährung, Präventionsratgeber Ernährung, Bonn 1995 (zu beziehen über die Deutsche Krebshilfe e.V., Adresse siehe Seite 159)

Dittrich, K./Leitzmann, C.: Sekundäre Pflanzenstoffe, Trias, Stuttgart 1996

Heepe, F.: Diätetische Indikatoren, Basisdaten für die interdisziplinäre Ernährungstherapie, Springer, Berlin, 2. Auflage 1994

Holleb, A. I.: Das Krebsbuch der American Cancer Society, Rowohlt, Hamburg 1990

Kaiser, G./Weiger, M./Gallmeier, W. M.: Unkonventionelle Methoden in der Onkologie, in: Münchner Medizinische Wochenzeitschrift Band 134, 1992, S. 774-778

Kappauf, H./Gallmeier, W. M.: Nach der Diagnose Krebs – Leben ist eine Alternative, Herder, Freiburg, 3. Auflage 1995

Kasper, H.: Ernährungsmedizin und Diätetik, Urban & Schwarzenberg, München, 8. Auflage 1996

Koerber, K. von/Männle, T./Leitzmann, C.: Vollwert-Ernährung. Konzeption einer zeitgemäßen Ernährungsweise, Haug, Heidelberg, 8. Auflage 1994

Logue, A. W.: Die Psychologie des Essens und Trinkens, Spektrum Akademischer Verlag, Heidelberg 1995

Renner, K./Canzler, H.: Ernährung und Krebs, Haug, Heidelberg, 3. Auflage 1995

Souci, S. W./Fachmann, W./Kraut, H.: Die Zusammensetzung der Lebensmittel, Nährwert-Tabellen, Deutsche Forschungsanstalt für Lebensmittelchemie, Wissenschaftliche Verlagsgesellschaft Stuttgart 1989

Watzl, B./Leitzmann, C.: Bioaktive Substanzen, Hippokrates, Stuttgart 1995

Weiger, M./Krumwiede, K.-H./Kaiser, G./Gallmeier, W. M.: Krebs und Ernährung, in: Forschende Komplementärmedizin, Band 2,1995, S. 145-160

© 1996 Gräfe und Unzer Verlag GmbH, München
Alle Rechte vorbehalten.

Nachdruck, auch auszugsweise, sowie Verbreitung durch Film, Funk und Fernsehen, durch fotomechanische Widergabe, Tonträger und Datenverarbeitungssysteme jeder Art nur mit schriftlicher Genehmigung des Verlages.

Redaktion: Ina Schröter
Lektorat: Bettina Bartz
Beratung: Ingrid Böttcher
Herstellung: Jürgen Bischoff
Umschlag- und Innengestaltung:
Vision Creativ Design, München
Farbfotos: Georg M. Wunsch
Titelfoto: Barbara Bonisolli, Fotodesign
Reproduktionen: Fotolitho Longo, Bozen
Satz: Layout & Grafik 1000 GmbH, München
Druck: Appl, Wemding
Bindung: Großbuchbinderei Monheim
ISBN: 3-7742-2800-0

Auflage	7.	6.	5.	4.	3.	2.	1.
Jahr	2000		99	98	97		96

Die Temperaturstufen bei Gasherden
variieren von Hersteller zu Hersteller. Welche Stufe Ihres Herdes der jeweils angegebenen Temperatur entspricht, entnehmen Sie bitte der Gebrauchsanweisung.

Abkürzungen:

TL	= Teelöffel
EL	= Eßlöffel
Msp	= Messerspitze
g	= Gramm
kJ	= Kilojoule
kcal	= Kilokalorien
E	= Eiweiß
F	= Fett
KH	= Kohlenhydrate
Bst	= Ballaststoffe

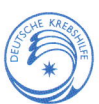

Deutsche Krebshilfe e.V.
Thomas-Mann-Str. 40 · 53111 Bonn

Spendenkonten
90 90 93 bei der Sparkasse Bonn, BLZ 380 500 00
90 90 90 bei der Volksbank Bonn, BLZ 380 601 86
2 691 000 bei der Dresdner Bank Bonn,
BLZ 380 800 55

Sekundäre Pflanzenstoffe*

Carotinoide

- sind Farbstoffe, die in gelb-orangefarbenem und in grünblättrigem Gemüse enthalten sind: Möhren, Brokkoli, Rosenkohl, Grünkohl, Spinat, Tomaten, Kürbis, Aprikosen, Pfirsiche
- Spitzenreiter: getrocknete Aprikosen und Grünkohl

Wirkung
- stärken die Abwehr
- schützen die Zellen vor den gefährlichen freien Radikalen
- verringern das Krebsrisiko

Wichtig!
- je dunkler das Grün oder das Orange der Pflanzen, desto höher der Gehalt an Carotinoiden, wie Carotine
- Carotine in gelb-orangefarbenem Gemüse sind relativ hitzestabil
- Carotine in grünblättrigem Gemüse sind hitzeempfindlich
- Gemüse und Obst möglichst oft roh essen, am besten täglich, so ist die Wirkung am höchsten
- für zwischendurch und ohne Aufwand: Möhre aus der Hand knabbern oder einige getrocknete Aprikosen als süßen Snack essen

* Zu den Sekundären Pflanzenstoffen siehe auch S. 63

Flavonoide

- stecken in der Schale von roten, violetten, blauen und gelben Gemüsearten und Früchten: Kirschen, Pflaumen, Beeren, Äpfel, Rotkohl, Auberginen und Zwiebeln, außerdem noch in Tee

Wirkung
- schützen vor Entzündungen und Infektionen
- steigern die Immunabwehr
- hemmen die Blutgerinnung
- beeinflussen die Krebsentstehung

Wichtig!
- Äpfel nicht schälen, Tomaten nicht häuten (möglichst keine Dosentomaten), da Flavonoide überwiegend in den Randschichten von Pflanzen enthalten sind
- bei Orangen und Grapefruit die weiße Haut nicht entfernen, sie ist besonders reich an bestimmten Flavonoiden
- Gemüse der Jahreszeit gemäß essen, weil dann der Flavonoidgehalt höher ist

Protease-Inhibitoren

- sind in allen eiweißreichen Pflanzen enthalten: in Hülsenfrüchten, Kartoffeln und Getreide

Wirkung
- regulieren den Blutdruck und den Blutzucker
- hemmen Entzündungen
- fangen Sauerstoffradikale und können dadurch die Krebsentstehung hemmen

Wichtig!
- kochen Sie häufiger Gerichte mit Hülsenfrüchten
- erweitern Sie Ihren Speiseplan und versuchen Sie einmal etwas Neues: alle Sojaprodukte enthalten Protease-Inhibitoren: Tofu, Miso, Sojamilch, Sojamehl und Sojasprossen

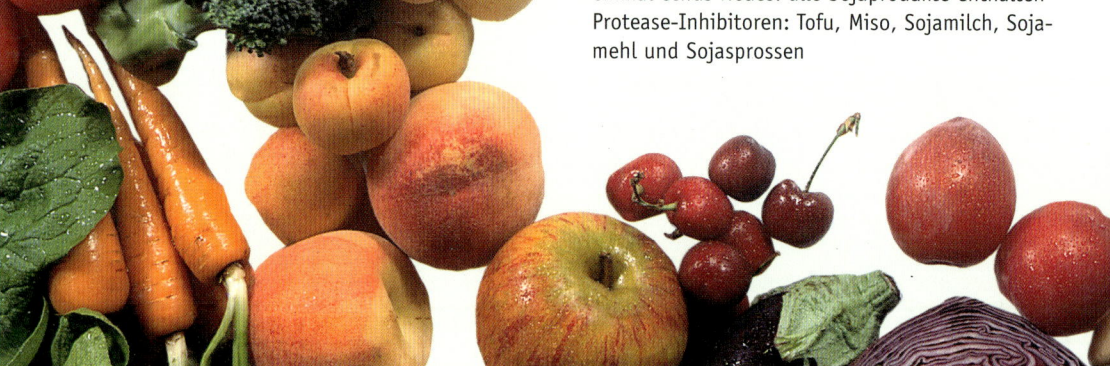